好きになる免疫学
ワークブック

萩原清文 著
Kiyofumi Hagiwara

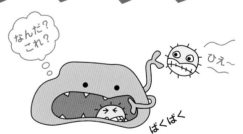

講談社

は じ め に

　この本は、2019 年に出版させて頂いた『好きになる免疫学　第 2 版』のワークブックです。はじめに本書の特徴についてお話しします。

免疫学の最も重要な基礎に焦点をしぼり よりわかりやすく解説しました

　『好きになる免疫学』は、2001 年の初版以来、難解な免疫学をわかりやすく解説した書物として評価を頂いてきました。これを 18 年ぶりに改訂する機会を頂きましたが、学問の目ざましい進展があったとはいえ、第 2 版は初版に比べてはるかに分厚くなり、内容も簡単ではなくなったと思います。このワークブックは、免疫学の最も重要な基礎に焦点をしぼり、イラストも思い切り大きくみせて、よりわかりやすく解説しました。

免疫応答の全体を見渡すオリジナルのイラストを新たに用意しました

　ひとことに「免疫」といっても、自然免疫、適応免疫、体液性免疫、細胞性免疫……と実にさまざまな「免疫」があり、はじめて免疫を学ぶときの大きな壁になっています。本書は、これらの「免疫」を見渡すオリジナルのイラスト − 免疫応答の布陣図 − を用意しました（p.12）。本書第 3 話から第 6 話までの扉にはこの布陣図が毎回登場します。そして、「いま学んでいることが免疫学全体においてどのような位置にあるのか」を意識できるようにしました。

まとめの演習問題で知識の定着をはかりました

　本書はまとめの演習問題を各章の末尾に配置し、知識の定着をはかりました。（これらの演習問題は、実はある学校での免疫学のテストで使用してきたものですが、本書出版以降はテストを一からつくり直さなければなりません…）

各医療職の国家試験から良問を厳選し 基礎事項とのつながりを解説しました

　どのような教科においても「基礎的な話はわかったけれど問題を解けない」という壁につきあたることがあると思います。この本では、各医療職の国家試験問題から良問を厳選し、基礎事項とのつながりを丁寧に解説しました。これにより「解るし解けるワークブック」を目指しました。

楽しい記憶術を考案し 確実な記憶の一助としました

　せっかく時間をかけて免疫学を勉強するのですから、大切な知識は長く記憶しておきたいものです。そのための一助となる記憶術を随所にちりばめました。サムイ記憶術からサエタ記憶術まであると思いますが、楽しんでいただければと思います。なによりも、愉快なキャラクターたちが楽しく迎えてくれるはずです。さっそく免疫学の扉を開いてみましょう。

2020 年 7 月

萩原清文

好きになる免疫学 ワークブック　contents

第1話　免疫を担当する細胞たち　1

1.1　免疫担当細胞の紹介　2
　免疫を担当する細胞たちの生まれ故郷——骨髄　2
　大きくて食いしん坊な細胞——マクロファージ　3
　免疫応答の司令官——ヘルパー T 細胞　4
　抗体を発射する実働部隊—— B 細胞　5

1.2　細胞同士でかわされる"言葉"——サイトカイン　6
　用語の意味　6
　サイトカインの種類は多数ある　6

第2話　免疫応答の全体像　からだの防衛隊の布陣図　9

2.1　自然免疫応答と適応免疫応答　10
　免疫応答は二段構え——自然免疫応答と適応免疫応答　10
　自然免疫応答と適応免疫応答は協力し合う　11
　自然免疫応答と適応免疫応答の担い手　11
　病原体と戦う生体防御軍の布陣図　12

第3話　自然免疫応答　はじめに発動する免疫応答　15

3.1　自然免疫応答の初期段階　16
　実は身近な自然免疫応答　16
　上皮細胞による物理的バリアー　17
　上皮細胞による化学的バリアー　17

3.2　組織の門番 マクロファージの登場　19
　病原体を迎え撃つマクロファージ——貪食と炎症反応の誘導　19
　炎症性サイトカインの働き——腫瘍壊死因子-α の場合　20
　援軍を引き寄せるサイトカイン——ケモカイン　21

第4話　体液性免疫　抗体が主役となって働く適応免疫応答　25

4.1　抗体の構造とその種類　26
　体液性免疫の主役——抗体　26
　抗体の種類——"先端"の種類は無数で"根元"の種類は 5 つ　27
　抗体のそれぞれのクラスの特徴　28
　母と子の免疫学——胎盤から授かる IgG と母乳から授かる IgA　29

4.2　体液性免疫のしくみ　31
　B 細胞から抗体が発射されるまで　31
　二度目は素早く そして強く——免疫学的記憶　32
　免疫学的記憶の応用——ワクチン接種　33

第5話　細胞性免疫　T 細胞が主体となって働く適応免疫応答　39

5.1　細胞性免疫とは何か？　40
　細胞性免疫の主役は T 細胞——ただし一部の T 細胞を除く　40

5.2　細胞性免疫の 2 つの典型例　41
　ヘルパー T 細胞が表舞台に出る細胞性免疫　41
　細胞傷害性 T 細胞が表舞台に出る細胞性免疫　42

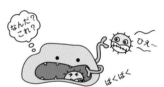

　　5.3　クラス I MHC 分子と細胞傷害性 T 細胞　43
　　　　「私」を証明するリボン　43
　　　　「私」と「あなた」とで異なるもの　44
　　　　他人のクラス I MHC 分子は非自己の目印　44
　　　　ウイルスの断片が結合したクラス I MHC 分子も非自己の目印　45
　　5.4　がん細胞と細胞傷害性 T 細胞　46
　　　　腫瘍抗原が結合したクラス I MHC 分子は非自己の目印　46
　　　　がん細胞は細胞傷害性 T 細胞を萎えさせる　46
　　　　邪魔を邪魔する──免疫チェックポイント阻害療法　47

第6話　自然免疫応答と適応免疫応答との相互関係　49
　　6.1　病原体感染の場で発動する自然免疫応答　50
　　　　踏ん張れ！マクロファージ　走れ！樹状細胞　50
　　6.2　リンパ節で発動する適応免疫応答　51
　　　　リンパ節で目を覚ますヘルパー T 細胞　51
　　　　リンパ節で目を覚ます細胞傷害性 T 細胞　52
　　　　リンパ節で目を覚ます B 細胞　53
　　6.3　舞台は再び病原体感染の場へ　54
　　　　病原体感染の場での後半戦──細菌感染の場合　54
　　　　病原体感染の場へと向かう T 細胞と抗体　55
　　　　病原体感染の場での自然免疫応答と適応免疫応答との共同作業　55
　　　　ウイルスに対する生体防御反応　56
　　　　第 1 段階　病原体感染の場での自然免疫応答の発動　57
　　　　第 2 段階　リンパ節での適応免疫の発動　57
　　　　第 3 段階　病原体感染の場での自然免疫応答と適応免疫応答の共同作業　58

第7話　I 型過敏反応　IgE クラスの抗体とマスト細胞（肥満細胞）による過剰作用　63
　　7.1　用語の定義から─アレルギーと過敏反応　64
　　7.2　I 型過敏反応　65
　　　　I 型過敏反応の主役──マスト細胞（肥満細胞）と IgE　65
　　　　つらい症状の原因──化学伝達物質　66
　　　　I 型過敏反応の 5 つの例　67
　　　　画一的ではない I 型過敏反応の治療　68

第8話　II 型過敏反応と III 型過敏反応　IgG（もしくは IgM）クラスの抗体による過剰作用　71
　　8.1　抗体の 3 つの働き　72
　　　　病原性のある部分を覆い隠す──中和　72
　　　　おいしそうだから食べちゃおう──オプソニン化　73
　　　　抗体の働きを補完する補体の活性化　74
　　　　味つけ、伝令、膜侵襲──補体たちの役割分担　75
　　　　補体のまとめ　76
　　8.2　II 型過敏反応と III 型過敏反応──対比させて覚えよう　77
　　　　細胞や組織を直接傷害──II 型過敏反応　77
　　　　免疫複合体の形成と沈着──III 型過敏反応　78
　　　　II 型過敏反応と III 型過敏反応の違いは？　79
　　　　III 型過敏反応の例①──血清病　81
　　　　III 型過敏反応の例②──糸球体腎炎　82
　　　　II 型と III 型過敏反応をきたす例──全身性エリテマトーデス　83

第9話　Ⅳ型過敏反応　細胞性免疫の過剰　85

9.1　Ⅳ型過敏反応──細胞性免疫の過剰　86
4つの例とその記憶術　86

9.2　Ⅳ型過敏反応の典型例　87
最も典型的なⅣ型過敏反応──結核菌に対する免疫応答　87
結核菌に対する免疫応答がなぜ「過敏反応」と呼ばれるのか　88
もう1つの典型的なⅣ型過敏反応──急性拒絶反応　88

第10話　免疫学的寛容　免疫応答が自分に対して生じないのはなぜ？　91

10.1　リンパ球が無数の抗原を認識できるのはなぜ？　92
リンパ球のアンテナ──抗原受容体　92
抗原受容体の特異性と多様性　92
抗原受容体の多様性を生み出すしくみ　93

10.2　リンパ球が自分を攻撃しないのはなぜ？（前編）　94
多様性を生み出してから除去する　94
胸腺学校でのテスト　95

10.3　リンパ球が自分を攻撃しないのはなぜ？（後編）　99
除去されなかった自己反応性リンパ球が暴れると…　99
自己免疫応答の嵐を防ぐ作戦1──すねさせる（アナジー）　100
自己免疫応答の嵐を防ぐ作戦2──制御する！　101
自己に対する免疫学的寛容（自己寛容）のまとめ　102

第11話　関節リウマチ　免疫学の応用編として　105

11.1　膠原病とは　106
自己免疫疾患でありリウマチ性疾患でもある　106

11.2　関節リウマチの病態とその治療　107
関節リウマチの関節では何が起こっているか　107
関節リウマチにおける自己免疫応答とその治療　108
関節リウマチにおける慢性炎症とその治療　110
TNF-αの遮断と結核の再燃との関係　111

11.3　関節リウマチの臨床像　112
関節リウマチの具体的な症例　112

第12話　臨床免疫学の地図　115

12.1　臨床免疫学の全体像を見渡す地図　116
12.2　特異性が高い「適応免疫応答」の過剰　117
12.3　特異性が低い「自然免疫応答」の過剰　118
12.4　免疫応答の全般的な低下──生体防御機能の低下　119
12.5　免疫応答の特異的な低下──免疫学的寛容　120

基礎事項確認コーナー：好中球とは？　そもそも白血球とは？　22／顆粒球とは？　23／能動免疫と受動免疫　34／一次応答と二次応答　35／ABO血液型　80
詳細解説：貪食能と抗原提示能　61／即時性過敏反応と遅発相反応　70／ABO血液型不適合輸血はなぜ危険か？　80／遅延型過敏反応　90／アポトーシスとネクローシス　98／一次リンパ器官と二次リンパ器官　104

ブックデザイン──安田あたる
カバー・本文イラスト──萩原清文

引用参考文献　134／索引135

第 1 話

免疫を担当する細胞たち

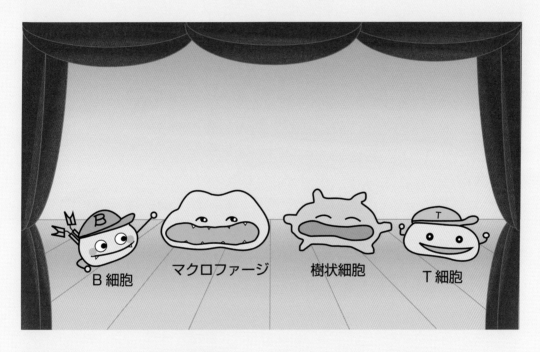

B細胞　　マクロファージ　　樹状細胞　　T細胞

免疫応答は、さまざまな細胞によって営まれますが、まずマクロファージ、ヘルパーT細胞、そしてB細胞から紹介しましょう。

1.1 免疫担当細胞の紹介

免疫を担当する細胞たちの生まれ故郷——骨髄

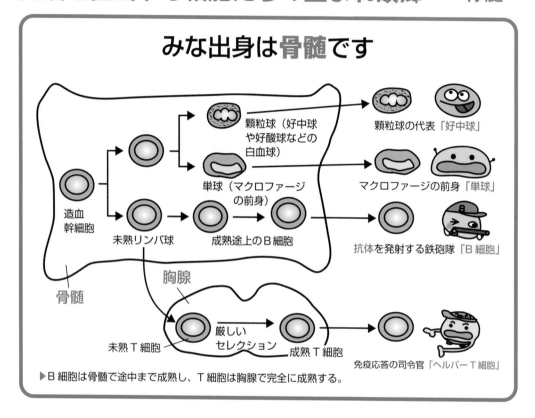

みな出身は**骨髄**です

▶B細胞は骨髄で途中まで成熟し、T細胞は胸腺で完全に成熟する。

　免疫を担当する細胞たちは、みな骨髄にある造血幹細胞から分化します。血液中を流れる免疫担当細胞たちは白血球と呼ばれます*。白血球は大きく顆粒球、単球、リンパ球に分けられ、リンパ球はさらにB細胞とT細胞とに分けられます。単球が血流を離れ、組織に移動するとマクロファージになります。まずはマクロファージから紹介します。

＊あとで登場するマスト細胞（肥満細胞、p.65）のように血液中を流れず、組織で門番をしている免疫担当細胞もいます。マスト細胞がどこからどのようにして組織にたどり着くかはまだよくわかっていません。

大きくて食いしん坊な細胞——マクロファージ

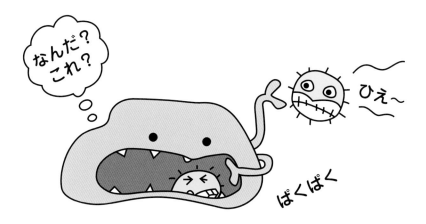

食いしん坊 マクロファージくん

なんだ？これ？

ひえ〜

ぱくぱく

ぼくは異物を食べて炎症を起こすんだ。
そして「へんなやつが来た、助けて！」って
ヘルパーＴ細胞に伝えるよ。

　はじめに紹介するのはマクロファージです。マクロとは「大きい」という意味で、ファージとは「食べる」という意味のギリシャ語（*phagein*）に由来します。つまりマクロファージは「大きくて食いしん坊な細胞」という意味です。

　マクロファージはからだの組織で門番をしていて、異物を食べるように細胞の中に取り込みます。これを「貪食」と呼びます。そして、その異物が戦うべき病原体だと気づくと炎症性サイトカインと呼ばれる物質を放出して炎症反応を起こします。また、病原体を処理しきれないと、ヘルパーＴ細胞に病原体の断片を見せて助けを求めます。このような行動を「抗原提示」と呼びます。

　以上のように、①貪食すること、②炎症反応を起こすこと、③ヘルパーＴ細胞に抗原を提示することがマクロファージの仕事です。炎症性サイトカインについては第3話（p.19〜20）で、そして貪食と抗原提示については第6話（p.61）で詳しくお話しします。

要点のまとめ　マクロファージの仕事
- 貪食
- 炎症反応の誘導
- ヘルパーＴ細胞への抗原提示

免疫応答の司令官——ヘルパーT細胞

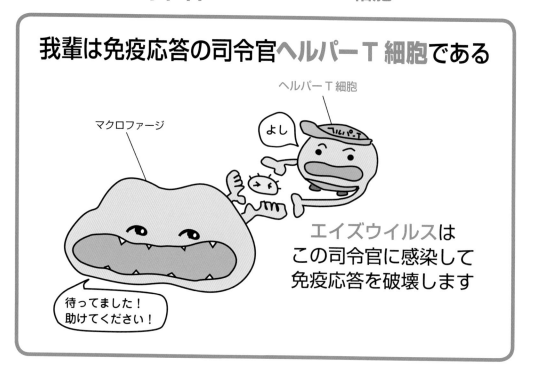

我輩は免疫応答の司令官ヘルパーT細胞である

ヘルパーT細胞

マクロファージ

よし

エイズウイルスは
この司令官に感染して
免疫応答を破壊します

待ってました！
助けてください！

　ヘルパーT細胞は免疫応答の司令官といえる細胞です。ヘルパーT細胞はマクロファージなどから助けを求められると、さまざまなサイトカインを放出して、免疫担当細胞を活性化します。エイズウイルス（ヒト免疫不全ウイルス、human immunodeficiency virus；HIV）はこの司令官に感染して彼を破壊します。エイズウイルスにヘルパーT細胞が感染すると免疫応答は総崩れとなるのです。

国家試験での問われ方

ヒト免疫不全ウイルス〈HIV〉が感染する細胞はどれか。　　　《標準レベル》
1.　好中球　　　　2.　形質細胞　　　　3.　Bリンパ球
4.　ヘルパー〈CD4陽性〉Tリンパ球
5.　細胞傷害性〈CD8陽性〉Tリンパ球

（看護師第102回午後問77）

【解説】T細胞はTリンパ球とも呼ばれますのでヘルパー〈CD4陽性〉Tリンパ球が正答です。ここでCD4とはヘルパーT細胞の目印となる分子です。そして、エイズウイルス（ヒト免疫不全ウイルス）はCD4分子に結合してヘルパーT細胞に感染します。さまざまな免疫担当細胞がいるなかで、免疫応答の司令官であるヘルパーT細胞に感染してこれを破壊するのがエイズウイルスのずるがしこい点です。
　なお、5.の細胞傷害性T細胞（問題文では細胞傷害性Tリンパ球）はもう1種類のT細胞で、CD8を目印としてもちます（第5話、p.42）。

【正答】　4

抗体を発射する実働部隊 —— B 細胞

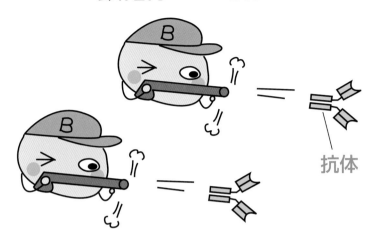

鉄砲隊の B 細胞だよ

抗体

ぼくたちは抗体を発射する鉄砲隊だよ。
幼名はB細胞だけど、抗体を発射するようになると
形質細胞と名が変わる。ハマチもブリになるもんな。

　B 細胞は、ヘルパー T 細胞の指令を受けて抗体を発射する実働部隊です。抗体を発射できるようになった B 細胞は抗体産生細胞もしくは形質細胞と呼ばれるようになります。抗体とB 細胞については第 4 話（p.25 ～）で詳しくお話しします。

もっと詳しく　さまざまなヘルパー T 細胞

　免疫応答の司令官であるヘルパー T 細胞ですが、実はその種類はたくさんあります。たとえばマクロファージを助けるヘルパー T 細胞と、B 細胞を助けて抗体を発射させるヘルパー T 細胞は、それぞれ異なるヘルパー T 細胞です。前者は 1 型ヘルパー T 細胞と呼ばれ、後者は濾胞性ヘルパー T 細胞と呼ばれます。

用語の意味

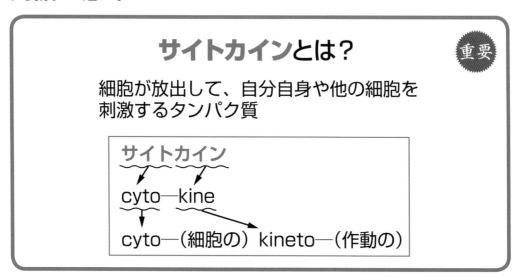

サイトカインとは？　　　重要

細胞が放出して、自分自身や他の細胞を
刺激するタンパク質

サイトカイン

cyto—kine

cyto—（細胞の）kineto—（作動の）

　ここでサイトカインという大切な用語について説明します。それは、細胞が放出して、自分自身や他の細胞を刺激するタンパク質で、いわば細胞と細胞の間でかわされる "言葉" のようなものです。

サイトカインの種類は多数ある

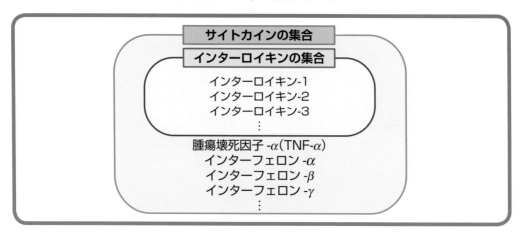

サイトカインの集合

インターロイキンの集合

インターロイキン-1
インターロイキン-2
インターロイキン-3
⋮

腫瘍壊死因子 -α(TNF-α)
インターフェロン -α
インターフェロン -β
インターフェロン -γ
⋮

　サイトカインにはさまざまな種類があります。たとえばインターロイキンはサイトカインの一種で、インターロイキンにもインターロイキン-1、-2、-3…と複数の種類があります。インターロイキンの集合はサイトカインの集合に含まれます。

まとめの演習　【第1話】免疫を担当する細胞たち

●**免疫担当細胞の生い立ち**

□すべての血液細胞は $(^1$　　　$)$ にある $(^2$　　　$)$ から生まれる

1．骨髄
2．造血幹細胞

●**まずはマクロファージ、ヘルパー T 細胞、B 細胞をおさえよう**

●**マクロファージの要点**

□からだの組織で門番をしていて、異物を $(^3$　　　$)$ する作用がある

3．貪食

□病原体と出会うと $(^4$　　　$)$ を放出して $(^5$　　　$)$ 反応を誘導する

4．炎症性サイトカイン
5．炎症

□病原体を処理しきれないと $(^6$　　　$)$ に病原体の断片を見せて助けを求める

6．ヘルパー T 細胞

□ $(^6$　　　$)$ に病原体の断片を見せることを $(^7$　　　$)$ と呼ぶ

7．抗原提示

□血液中を流れるマクロファージの前身は $(^8$　　　$)$ と呼ばれる

8．単球

●**ヘルパー T 細胞の要点**

□さまざまな $(^9$　　　$)$ を放出して免疫応答を活性化する司令官

9．サイトカイン

□ $(^{10}$　　　$)$ ウイルスの標的となり、このウイルスにヘルパー T 細胞が感染すると免疫応答は総崩れとなる

10．エイズ（もしくは「ヒト免疫不全」）

●**B 細胞の要点**

□ヘルパー T 細胞の指令を受けて $(^{11}$　　　$)$ を発射する

11．抗体

□ $(^{11}$　　　$)$ を発射できるようになった B 細胞は、$(^{11}$　　　$)$ 産生細胞もしくは $(^{12}$　　　$)$ 細胞と呼ばれる

12．形質

●**サイトカインとは**

$(^{13}$　　　　　　　　　　　　　　　　　　　　　　　　$)$

13．細胞が放出して、自分自身や他の細胞を刺激するタンパク質

「好きになる免疫学　第 2 版」参照頁
□　免疫担当細胞たちの生い立ち　p.94
□　免疫担当細胞たちの紹介　p.34 ～ 36
□　エイズ　p.232 ～ 237
□　サイトカイン　p.20, p.38

第2話

免疫応答の全体像

からだの防衛隊の布陣図

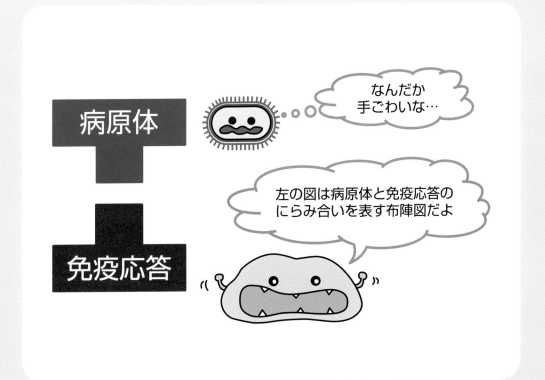

ひとことに「免疫」といっても、「自然免疫」、「適応（獲得）免疫」、「体液性免疫」、「細胞性免疫」…といった具合にさまざまな「免疫」があります。その全体像を理解しやすくするオリジナルの布陣図を紹介したいと思います。

2.1 自然免疫応答と適応免疫応答

免疫応答は二段構え──自然免疫応答と適応免疫応答

● 2つの免疫応答の対比と協力関係

	自然免疫応答	適応（獲得）免疫応答
意 味	生まれながらに備わっている応答	特定の病原体に適応する応答
反応の特異性	低い（病原体をおおまかに認識）	高い（病原体を細かく認識）
反応の速さ	速い（分〜時間単位）	遅い（日〜週単位）
同じ病原体が二度目に来たとき	基本的に一度目と同じ反応	一度目よりも速くそして強く反応（免疫学的記憶）
お互いの関係	適応免疫応答を活性化する	自然免疫応答によって活性化し自然免疫応答を助ける

　病原体と戦う免疫応答（生体防御反応）は自然免疫応答と、適応（獲得）免疫応答との二段構えになっています。自然免疫応答は「生まれながらに備わっている免疫応答」で、戦うべき病原体をおおまかに認識し、素早く反応することができます（分〜時間単位）。そして、同じ病原体が二度目に来たときには基本的に同じ反応をします。

　適応免疫応答は「特定の病原体に適応する免疫応答」で、ある特定の相手だけに反応し、ほかの相手には見向きもしません。これを「特異性が高い反応」と呼びます。適応免疫応答が発動するには時間がかかりますが（日〜週単位）、同じ病原体が二度目に来たときには強くて素早く応答をすることができます。これを「免疫学的記憶」と呼びます。今述べた「特異性の高さ」と「免疫学的記憶」が適応（獲得）免疫の際立った特徴です。

自然免疫応答と適応免疫応答は協力し合う

　自然免疫応答と適応免疫応答とを先ほどのように対比させると、自然免疫応答は原始的で、適応免疫応答は高等と思われるかもしれませんが、そのようなことはありません。そもそも自然免疫応答が発動しなければ適応免疫応答は発動しません。また適応免疫応答に助けられてはじめて自然免疫応答が十分に働くことができます。このように2つの免疫応答は協力し合っています。

自然免疫応答と適応免疫応答の担い手

●担い手たち

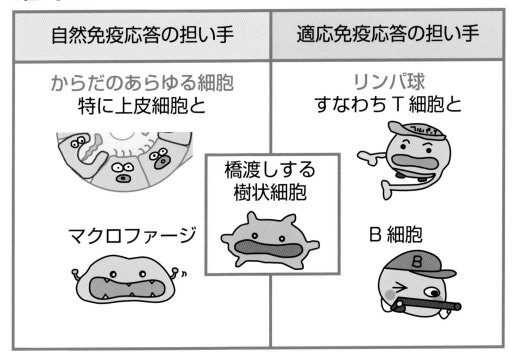

自然免疫応答の担い手	適応免疫応答の担い手
からだのあらゆる細胞 特に上皮細胞と マクロファージ	リンパ球 すなわちT細胞と B細胞

橋渡しする
樹状細胞

　自然免疫応答は、からだのすべての細胞によって担われているといっても過言ではありません。なかでも活躍するのが、からだの表面や粘膜の表面にいる上皮細胞と、その下で控えているマクロファージです。
　適応免疫応答を担うのはリンパ球すなわちT細胞とB細胞です。
　また、適応免疫応答は自然免疫応答が発動してはじめて働くという話をしましたが、このときに自然免疫応答を適応免疫応答との間の橋渡しをするのが樹状細胞です。樹状細胞については第6話（p.50）でお話しします。

病原体と戦う生体防御軍の布陣図

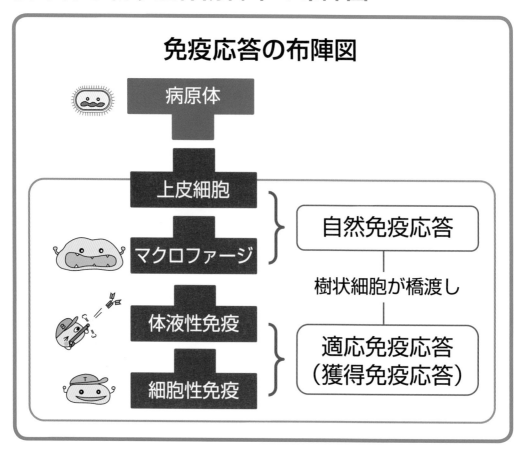

生体防御反応は、自然免疫応答と適応（獲得）免疫応答の二段構えであるのをみてきました。適応免疫応答はさらに体液性免疫と細胞性免疫の二段構えになっています。体液性免疫とは抗体が主体となって働く適応免疫応答です。抗体は体液の中に溶けているためその名で呼ばれています。一方、細胞性免疫とはT細胞が主体となって働く適応免疫応答です。体液性免疫応答については第4話（p.25～）で、細胞性免疫については第5話（p.39～）で詳しく学びます。

●免疫応答は、病原体をおおまかに認識する（特異性が低い）（¹　　　）免疫応答と、病原体を細かく認識する（特異性が高い）（²　　　）免疫応答の二段構えになっており、両者が協力し合って病原体を排除する

1．自然

2．適応（「獲得」でも可）

●自然免疫応答はからだのほぼすべての細胞によって担われるが、特にからだの表面や粘膜の表面にいる（³　　　）細胞と、からだの表面の下や粘膜の下の組織で門番をしている（⁴　　　）が活躍する

3．上皮

4．マクロファージ

●適応免疫応答は（⁵　　　）すなわち（⁶　　　）細胞と（⁷　　　）細胞によって担われる

5．リンパ球
6〜7．T、B（順は問わない）

●適応免疫応答は、さらに（⁸　　　）性免疫と（⁹　　　）性免疫の二段構えになっている

8〜9．体液、細胞（順は問わない）

●体液性免疫は（¹⁰　　　）が主体となって働く適応免疫応答である

10．抗体

●細胞性免疫は（¹¹　　　）が主体となって働く適応免疫応答である

11．T細胞

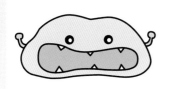
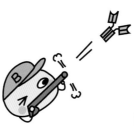
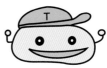

「好きになる免疫学　第2版」参照頁
□　自然免疫応答と適応免疫応答との比較　p.11、p.242
□　体液性免疫と細胞性免疫との比較　p.240〜242

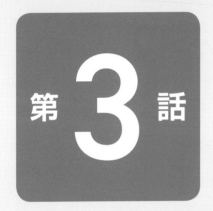

自然免疫応答

第3話 はじめに発動する免疫応答

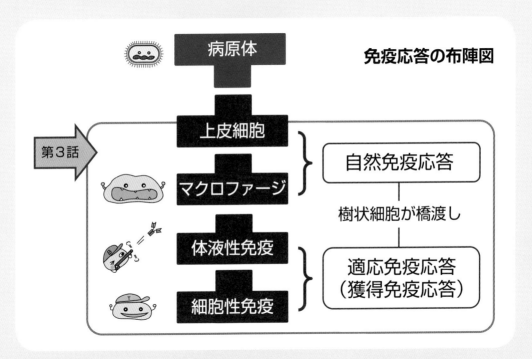

免疫応答の布陣図

病原体

上皮細胞

第3話

マクロファージ

} 自然免疫応答

樹状細胞が橋渡し

体液性免疫

細胞性免疫

} 適応免疫応答
（獲得免疫応答）

自然免疫応答は、はじめに発動する免疫応答です。自然免疫応答はからだの
ほぼすべての細胞によって営まれますが、なかでも活躍するのが上皮細胞と
マクロファージです。上皮細胞とは私たちの皮膚や粘膜を覆う細胞たちです。
またマクロファージは上皮細胞たちの下の組織で門番をしている細胞です。
彼らの活躍ぶりをのぞいてみましょう。

3.1 自然免疫応答の初期段階

実は身近な自然免疫応答

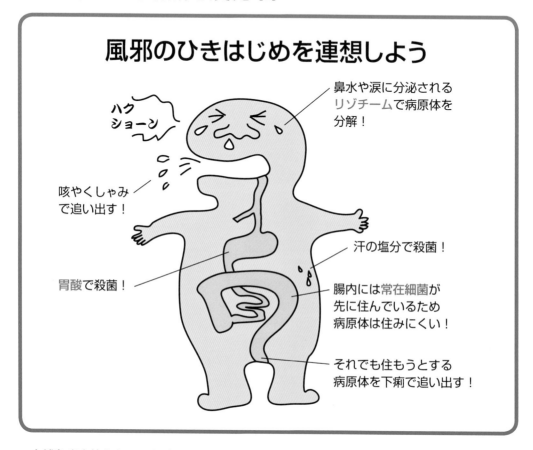

風邪のひきはじめを連想しよう

ハクショーン

鼻水や涙に分泌される
リゾチームで病原体を
分解！

咳やくしゃみ
で追い出す！

汗の塩分で殺菌！

胃酸で殺菌！

腸内には常在細菌が
先に住んでいるため
病原体は住みにくい！

それでも住もうとする
病原体を下痢で追い出す！

　自然免疫応答ときいてもピンとこないかもしれませんが、実は身近な反応です。上の図のように咳やくしゃみ、そして下痢をしている場面を思い浮かべてください。咳やくしゃみ、下痢などの物理的な運動で病原体を追い出したり、皮膚や粘膜が物理的な障壁となって病原体の体内への侵入を防ぐ防御を物理的バリアーと呼びます。

　また、胃酸や汗の塩分、そして天然の抗菌物質であるリゾチームやディフェンシンなどの化学物質による防御を化学的バリアーと呼びます[1]。

　さらに皮膚や腸内には常在細菌が先に住んでくれるおかげで、病原体が簡単に住み着けないようになっています。これらの反応のすべてが初期の段階の自然免疫応答です[2]。

[1]　リゾチーム（lysozyme）の"lyso-"は"溶解"を意味する接頭語です。ディフェンシン（defensin）は"防御（defense）"に由来します。
[2]　上皮細胞による物理的バリアーと化学的バリアー、および常在細菌による防御を自然免応答に含める教科書と含めない教科書があります。

上皮細胞による物理的バリアー

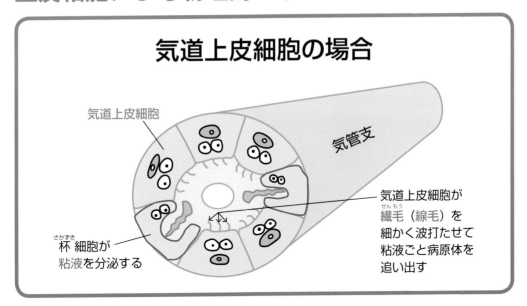

私たちのからだに侵入しようとする病原体にとって、最初の障壁となるのは、からだの表面や粘膜の表面を"煉瓦"のようにしきつめる上皮細胞によるバリアーです。

からだの表面を覆う皮膚の場合には、上皮細胞たちが横並びにつながるだけでなく、上下の方向に何層も重なることで頑丈な防壁を作るため、病原体が簡単には侵入できないようになっています。

鼻から始まり、肺に至る気道から侵入しようとする病原体は、咳やくしゃみなどの大きな運動で追い出されますが、別のしくみによっても追い出されます。気道の上皮細胞は、頭のてっぺんに繊毛（線毛）＊と呼ばれる細かい毛をもち、この毛を波打たせるようにして動かします。また、気道の上皮細胞の仲間で、"杯"のような形をした杯細胞は、ムチンと呼ばれる化学物質を含む粘液を分泌します。これらの細胞たちの共同作業によって、病原体は粘液に絡まれて、エスカレーターに乗せられるようにして外に追い出されます。

このように、上皮細胞たちがつながって防壁となったり、運動することによって、病原体を排除するしくみが物理的バリアーです。

上皮細胞による化学的バリアー

上皮細胞は病原体を以上のように物理的に追い出すだけではありません。気道上皮細胞はリゾチームやディフェンシンなどの天然の抗菌物質を手裏剣のような飛び道具として分泌します。これらの化学物質による抵抗が化学的バリアーです。

＊　上皮細胞の「線毛」は「繊毛」を簡略化した医学用語として普及していますが、「繊毛」の表記を残す組織学の教科書もあり、本書はこれに倣います（『組織学 第20版』、南山堂、2019年）。なお、医学用語としては「繊毛」と「線毛」とは同じもの（cilium）の訳語ですが、分子生物学の領域では「繊毛」と「線毛」はそれぞれ異なるものの訳語ですので注意してください。分子生物学の領域で「繊毛」は上と同じ"cilium"の訳語であるのに対して、「線毛」は細菌が他の細菌や動物の細胞に接着するために使う分子装置である"pilus"の訳語です（『細胞の分子生物学 第6版』 p.824、p.1267、ニュートンプレス、2017年）。

国家試験
での
問われ方

皮膚・粘膜と防御機構の組合せで正しいのはどれか。　《標準レベル》
1.　皮膚表面 ― アルカリ性の皮脂　　　2.　気道 ― 線毛上皮細胞
3.　腸管内 ― デーデルライン桿菌　　　4.　尿路 ― リゾチーム

(看護師第 97 回午後問 2)

【解説】
1.（×）皮膚の表面は弱酸性の皮脂で覆われています。
2.（○）繊毛（線毛）を波打たせて病原体を排除しようとする気道の上皮細胞
　　　　は繊毛（線毛）上皮細胞と呼ばれます。
3.（×）デーデルライン桿菌は膣内の常在細菌です。
4.（×）尿路にはリゾチームは分泌されません。

【正答】2

国家試験
での
問われ方

細菌の細胞壁分解能を有するのはどれか。1つ選べ。　《ハイレベル》
a　アミラーゼ　　　　　b　リゾチーム　　　c　ディフェンシン
d　ラクトフェリン　　　e　ペルオキシダーゼ

(歯科医師第 110 回 A1)

【解説】細菌は細胞膜の外側に細胞壁と呼ばれる"上着"をまとっています。この細胞壁を分解するのがリゾチームです。一方、ディフェンシンは細菌の細胞膜を傷害することで抗菌作用を発揮します。このことは免疫学の教科書だけでなく、高等学校の検定教科書（生物基礎）にも記載されていますが、どちらが細菌の細胞壁を傷害し、どちらが細菌の細胞膜を傷害するか、覚えにくいと思います。そこでとっておきの記憶術を下のコラムで紹介しましょう。

なお、上の問題の選択肢にある分子はいずれも唾液中に分泌され、口腔内の細菌と相互作用することが報告されています（J Dent. 2019 ; 80 Suppl 1 : S3.）。しかし、これらの分子の中で細菌の細胞壁分解能について確実にわかっているものは、bのリゾチームだけです。

【正答】b

重要事項
と記憶術

【重要事項】リゾチームは細菌の細胞壁を傷害する

《記憶術》　目には目を　歯には歯を
　　　　　　細胞壁の「壁」は英語で"ウォール（wall）"
　　　　　　"ウォールのℓ"には"リゾチーム（ℓysozyme）のℓ"を…。

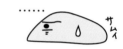

3.2 組織の門番 マクロファージの登場

病原体を迎え撃つマクロファージ——貪食と炎症反応の誘導

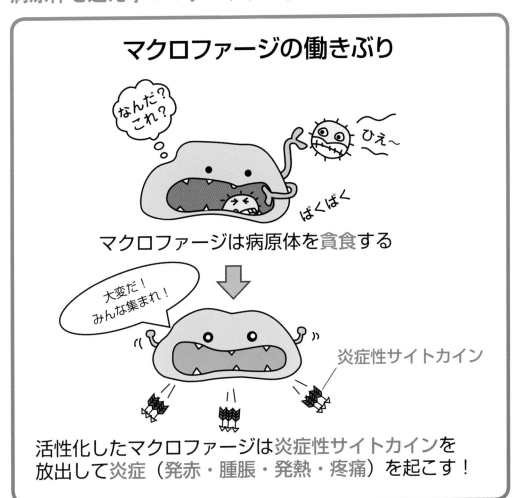

マクロファージの働きぶり

なんだ？これ？

ひえ～

ぱくぱく

マクロファージは病原体を貪食する

大変だ！みんな集まれ！

炎症性サイトカイン

活性化したマクロファージは炎症性サイトカインを放出して炎症（発赤・腫脹・発熱・疼痛）を起こす！

　上皮細胞たちの抵抗をくぐり抜けて侵入した病原体を迎え撃つのが、上皮細胞の下で門番をしているマクロファージです。マクロファージは、周りにあるものをあたかも食べるかのように細胞の中に取り込みます（貪食）。そして、食べたものが戦う病原体であることに気がつくと、「こいつは敵だ！」と興奮します（活性化）。活性化したマクロファージは「敵がここにいる！　みんな集まれ！」という警報を、さまざまな化学物質として放出します。その化学物質は炎症性サイトカインと呼ばれ、炎症反応を引き起こします。炎症とは赤く腫れて熱をもって痛むことです（発赤・腫脹・発熱・疼痛）。それはつらくて厄介な反応と思われがちですが、病原体を排除するうえで必要な反応です。

炎症性サイトカインの働き──腫瘍壊死因子-α の場合

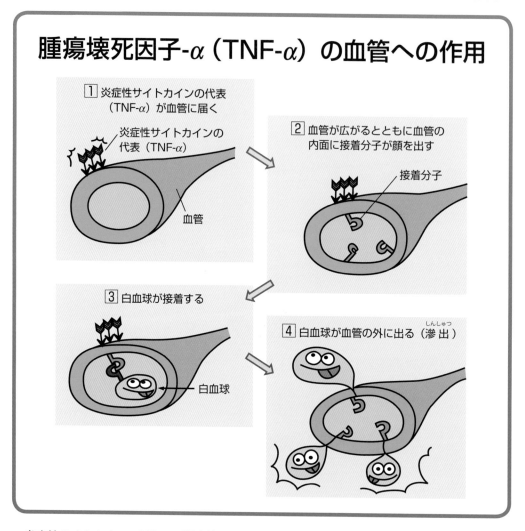

腫瘍壊死因子-α（TNF-α）の血管への作用

1 炎症性サイトカインの代表（TNF-α）が血管に届く

炎症性サイトカインの代表（TNF-α）

血管

2 血管が広がるとともに血管の内面に接着分子が顔を出す

接着分子

3 白血球が接着する

白血球

4 白血球が血管の外に出る（滲出）

　炎症性サイトカインの例として腫瘍壊死因子-α（tumor necrosis factor-α、TNF-α）、インターロイキン-1、インターロイキン-6があります。なかでも代表的なTNF-αの作用をみてみましょう。TNF-αがそばの血管に作用すると、血管は拡張してゆるむため、血液の流れが遅くなります。また、血管の内面をタイルのように覆う内皮細胞は、TNF-αに反応すると、白血球にとって"糊"となる接着分子を細胞表面に出すため、白血球がそこにくっつきやすくなります。接着分子を介して血管内皮細胞にくっついた白血球は、拡張してゆるんだ血管をすり抜けるようにして血管の外に出ます（滲出）。炎症を起こした場所が赤く腫れるのはそのためです。

重要事項
と記憶術

【重要事項】炎症性サイトカインの代表として TNF-α、インターロイキン-1、
　　　　　　インターロイキン-6 がある

《記憶術》　炎症はあつい、あついはアイロン（"-α"、"-1"、"-6"）

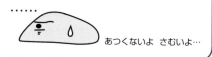

あつくないよ　さむいよ…

援軍を引き寄せるサイトカイン──ケモカイン

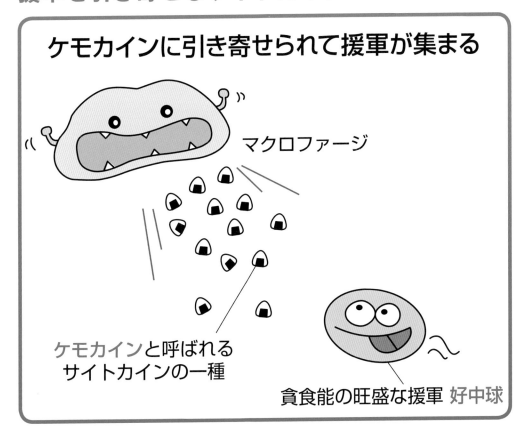

ケモカインに引き寄せられて援軍が集まる

マクロファージ

ケモカインと呼ばれる
サイトカインの一種

貪食能の旺盛な援軍 好中球

　病原体の侵入を感知して「敵が来たぞ！　みんな集まれ！」と警報を発信するマクロファージですが、血管の外に滲出させた白血球を、さらに自分の近くに引き寄せるために活躍するのが、もう一種類のサイトカインであるケモカインです。あるケモカインが放出されると、そのケモカインと相性のよい受容体をもった細胞が、そのケモカインの濃い場所に引き寄せられます。ケモカインにもさまざまな種類があります。

　かつてはインターロイキン-8と呼ばれ、今ではCXCL8と呼ばれるサイトカインがケモカインの元祖というべき分子です。CXCL8は興奮したマクロファージが出して、好中球と呼ばれる白血球を近くに呼び寄せます。遅れて別のケモカイン（CCL2）に引き寄せられてマクロファージの前身である単球が駆けつけます。単球はそこでマクロファージになります。こうしてマクロファージに招かれた好中球と単球由来のマクロファージが協力して病原体をムシャムシャと貪食します。好中球は短命で、病原体を貪食して死骸となったものが膿となります。

好中球とは？ そもそも白血球とは？

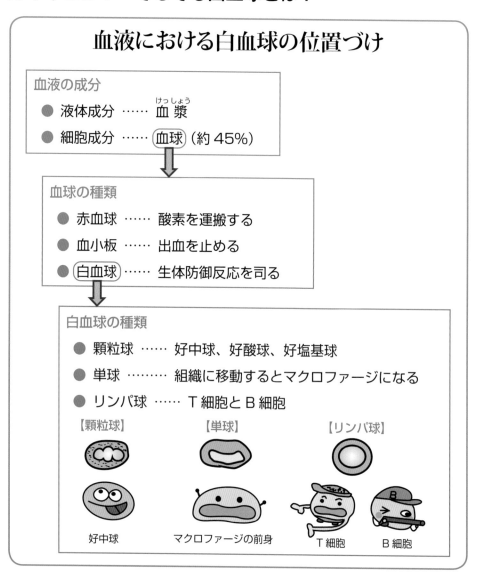

血液における白血球の位置づけ

血液の成分

● 液体成分 …… 血漿（けっしょう）

● 細胞成分 …… 血球（約 45%）

血球の種類

● 赤血球 …… 酸素を運搬する

● 血小板 …… 出血を止める

● 白血球 …… 生体防御反応を司る

白血球の種類

● 顆粒球 …… 好中球、好酸球、好塩基球

● 単球 ……… 組織に移動するとマクロファージになる

● リンパ球 …… T 細胞と B 細胞

【顆粒球】　　　　【単球】　　　　【リンパ球】

好中球　　　マクロファージの前身　　T 細胞　　B 細胞

前頁で、好中球が登場しましたので、これまで登場してきた細胞たちとの関係を整理しましょう。血液は液体成分（血漿（けっしょう））と細胞成分（血球）に分かれます。血球はからだに酸素を運ぶ赤血球、出血を止める血小板、そして生体防御反応を司（つかさど）る白血球に分かれます。白血球は光学顕微鏡的に顆粒球、単球、そしてリンパ球に分類されます。単球はおなじみマクロファージの前身で、リンパ球は T 細胞と B 細胞に分類されます。

顆粒球とは？

顆粒球の "トリオ（三人組）"

● **好中球**
   白血球の中で一番多い
   病原体が感染した組織に移行すると
   病原体を貪食し殺菌する
   その死骸が膿となる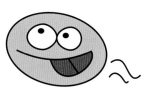

● **好酸球**
   寄生虫の攻撃を得意とする（p.70）

● **好塩基球**
   機能の詳細についてはまだ研究途上

　顆粒球は細胞内に顆粒をもつ白血球で、顆粒の染色性によって好中球、好酸球、好塩基球に分類されます。顆粒が酸性染料（赤）に染まるのが好酸球、顆粒が塩基性染料（青）に染まるのが好塩基球、そして顆粒が酸性染料にも塩基性染料にも染まって紫色に染まるのが好中球というわけです。

　好中球は白血球の中で一番多く、病原体が感染した組織に移行するとマクロファージと一緒に病原体を貪食します（p.21）。好酸球は寄生虫の攻撃を得意とする白血球で、あとで少しだけ登場します（p.70）。好塩基球の機能の詳細についてはまだ研究途上にあります。

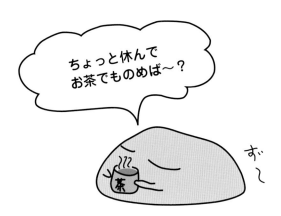

ちょっと休んで
お茶でものめば〜？

ずこ

● 自然免疫応答は（¹　　　）による物理的・化学的バリアーの
　ほかに、腸内や皮膚に共生する（²　　　）によるバリアーも
　含まれる

● （¹　　　）による物理的バリアーとして、気道上皮細胞が病
　原体を（³　　　）でくるみ、（⁴　　　）を波打たせて病原体
　を排除するしくみがある

● （¹　　　）による化学的バリアーとして、唾液や涙に分泌さ
　れる（⁵　　　）による病原体の傷害がある

● （¹　　　）による物理的・化学的バリアーを突破してきた病
　原体に最初に反応するのは（⁶　　　）である

● （⁶　　　）が病原体を（⁷　　　）し、活性化すると（⁸　　　）
　を放出して、（⁹　　　）を誘導する

● 炎症とは（¹⁰　　）、（¹¹　　）、（¹²　　）、（¹³　　）のことであ
　る

● （⁶　　　）に呼び出された細胞で、病原体を貪食する能力を
　もつ白血球として（¹⁴　　　）がある

● （¹⁴　　　）が病原体を貪食し、そして死骸となったのが
　（¹⁵　　　）である

1. 上皮細胞

2. 常在細菌

3. 粘液
4. 繊毛（線毛）

5. リゾチーム

6. マクロファージ

7. 貪食
8. 炎症性サイトカイン
9. 炎症反応
10 ～ 13. 発赤、腫脹、発熱、疼痛（順は問わない）

14. 好中球

15. 膿

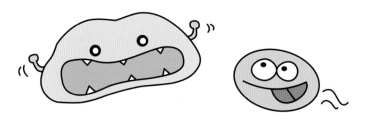

「好きになる免疫学　第2版」参照頁
□　自然免疫応答　p.11
□　上皮細胞による物理的・化学的バリアー　p.16
□　腸内常在細菌によるバリアー　p.17
□　マクロファージによって引き起こされる炎症反応　p.20 ～ 23

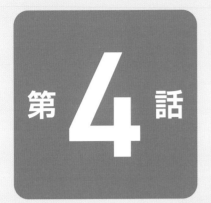

体液性免疫

第4話

抗体が主役となって働く適応免疫応答

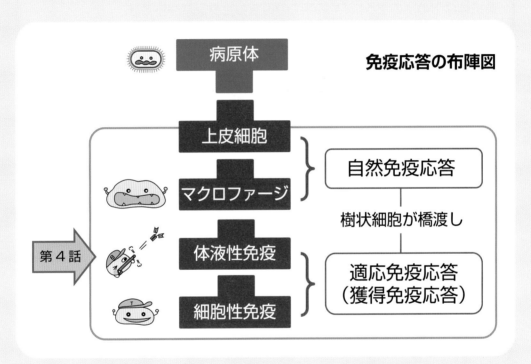

免疫応答の布陣図

病原体

上皮細胞

マクロファージ

自然免疫応答

樹状細胞が橋渡し

第4話

体液性免疫

細胞性免疫

適応免疫応答
（獲得免疫応答）

第4話では体液性免疫についてお話しします。体液性免疫とは抗体が主役になって働く適応免疫応答です。抗体は体液の中に溶けているためにその名で呼ばれています。まずは主役となる抗体の構造を学び、そして抗体が発射されるしくみから医療への応用までを学びましょう。

4.1 抗体の構造とその種類

体液性免疫の主役——抗体

抗体の別名と構造

● 抗体は免疫グロブリン（Immunoglobulin、Ig）という別名をもちます

● 抗体は下の図のように "Y の字" の形をしたタンパク質です

● 抗体は Y の字の広げた両腕の先の部分（可変領域）で抗原をつかまえます

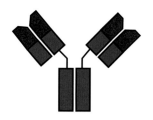

■ 可変領域（V 領域）

■ 定常領域（C 領域）

　体液性免疫の主役は抗体です。抗体は免疫グロブリンという別名をもちます。免疫グロブリン（Immunoglobulin）は Ig と省略されますが、この略語は今後頻繁に登場します。

　さて、抗体（免疫グロブリン）は上の図にあるように "Y の字" の形をしたタンパク質です。そして、Y の字の広げた両腕の先の部分（可変領域）がつかまえる相手が抗原です。

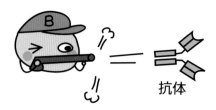

抗体

抗体の部分とその種類

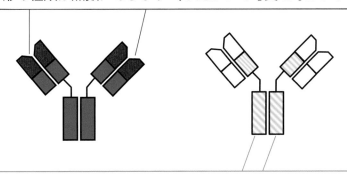

"Yの字"の両腕の先端（図の赤い部分＝可変領域）の
形の種類は無数にあります（したがって可変と呼ばれます）

図の緑の部分の種類は5種類あり、その違いにより抗体は
IgG、IgA、IgM、IgD、IgEの5つのクラスに分類されます

　一つ一つの抗体がつかまえることができる抗原の種類は限られています。抗原と抗体との関係は、ちょうど鍵と鍵穴のような特異的な関係にあります。ということは無数の種類の抗原に対応できるだけ、無数の種類の抗体を用意していることになります。より正確に言えば、抗体が抗原をつかまえる部分（可変領域）の種類は無数にあります。そのしくみについては p.93 でお話しします。

　一方、抗体の"根元"の部分（上の図の緑の斜線部分＊）の種類は5種類あり、それによって抗体は血中濃度の高い順に IgG、IgA、IgM、IgD、IgE の5つのクラスに分類されます。IgD の機能は不明です。IgE については p.65 で学びます。IgM と IgG と IgA を比較する次頁の表が大切です。

＊重鎖の定常部分と呼びます。

僕たちが無数の種類の抗原をつかまえる
抗体をつくることができるのはなぜかって？
それを解明したのが利根川進博士さ

抗体のそれぞれのクラスの特徴

● IgM と IgG と IgA の比較

	IgM	IgG	IgA
構造と特徴	・五量体として存在 ・分子量が最大	・単量体として存在 ・血中濃度が最大	母乳中や腸管内では二量体として存在
生体防御の場面で	病原体にはじめて感染した初期の段階（初感染急性期）に発射される	病原体にはじめて感染して時間がたつとIgMからIgGにクラスが切り替わる（クラススイッチ）	母乳中や腸管内腔に分泌され病原体に結合することで病原体の侵入を阻止する
母から子へ	授与されない（胎盤を通過しない）	胎盤を介して授与される	母乳を介して授与される

　まずIgMとIgGとを比較しましょう。IgMは5つの"Yの字"が上の図のようにまとまってヒトデのような形（五量体）をしているため分子量が最大になります（分子として一番重いということです）。一方、IgGは1つの"Yの字"（単量体）として存在しますが、血中濃度は一番高いです。

　IgMは病原体がはじめて感染した初期（初感染急性期）に発射されます。そして、時間がたつと抗体のクラスがIgGに切り替わります*。これをクラススイッチと呼びます。

＊病原体によってはIgAやIgEに切り替わることもあります。

母から子へ贈られる免疫学的プレゼント

- ・IgA は母乳を介して乳児の腸管粘膜に届けられる

- ・IgG は胎盤を通過する

- ・IgM は胎盤を通過しない

（理由）母親の血液に接する胎盤の細胞（絨毛上皮細胞）の中に
母親の血液中の IgG を胎児の血液中へ運ぶ分子がいるから

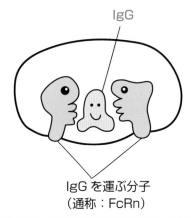

IgG

IgG を運ぶ分子
（通称：FcRn）

　IgG と IgM の違いとして大切なもう一つのポイントは、IgG は胎盤を通過し、IgM は胎盤を通過しないということです。IgG が胎盤を通過するのは、胎盤の細胞の中に母の血液中の IgG を胎児の血液中に運ぶ分子がいるからです。

　IgA は母乳中や腸管内腔に分泌され、腸管内の病原体に結合することで、病原体の侵入を阻止します。ところで、「IgA が母乳中や腸管内腔に分泌される」といっても、IgA を発射するのはあくまでも B 細胞です。B 細胞が発射した IgA を、乳腺の上皮細胞や腸管粘膜の上皮細胞がいったん拾い上げてから、乳腺の上皮細胞は母乳中へ、そして腸管粘膜の上皮細胞は腸管内腔へと運ぶのです。

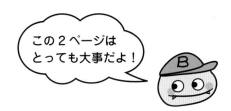

この 2 ページは
とっても大事だよ！

母乳中に含まれている免疫グロブリンで最も多いのはどれか。 　　《標準レベル》

1．IgA 　　　2．IgE 　　　3．IgG 　　　4．IgM

（看護師第 108 回午前問 8）

【正答】1

腸管免疫で重要なのはどれか。 　　《標準レベル》

a　IgA 　　　b　IgD 　　　c　IgE 　　　d　IgG 　　　e　IgM

（医師第 102 回 E11）

【正答】a

母乳中で二量体として存在し、乳児の感染防御を担う免疫グロブリンはどれか。1つ選べ。

《標準レベル》

1．IgA 　　　2．IgD 　　　3．IgE 　　　4．IgG 　　　5．IgM

（薬剤師第 104 回問 15、類題：医師第 105 回 B21）

【解説】以上の 3 題の問題で問われているように、IgA のポイントは①母乳中に分泌されること、②腸管粘膜で活躍すること、③母乳や腸管の分泌液中では二量体として存在することです。

【正答】1

健康な成人の血液中に最も多い抗体はどれか。 　　《標準レベル》

1．IgA 　　　2．IgE 　　　3．IgG 　　　4．IgM

（看護師第 97 回午前問 12）

【解説】IgG のポイントは①血中濃度が一番高いこと、②胎盤を通過すること、③IgM から IgG へのクラススイッチです。

【正答】3

初感染の早期に産生され、感染防御に有効なのはどれか。 　　《標準レベル》

a　IgA 　　　b　IgD 　　　c　IgE 　　　d　IgG 　　　e　IgM

（医師第 106 回 B30。類題多数：医師第 110 回 E37、医師第 96 回 E28、薬剤師第 102 回問 15）

【解説】IgM に関しては①分子量が一番大きいこと、②胎盤を通過しないこと、③初感染急性期にまず出現することが重要な点です。

【正答】e

4.2 体液性免疫のしくみ

B 細胞から抗体が発射されるまで

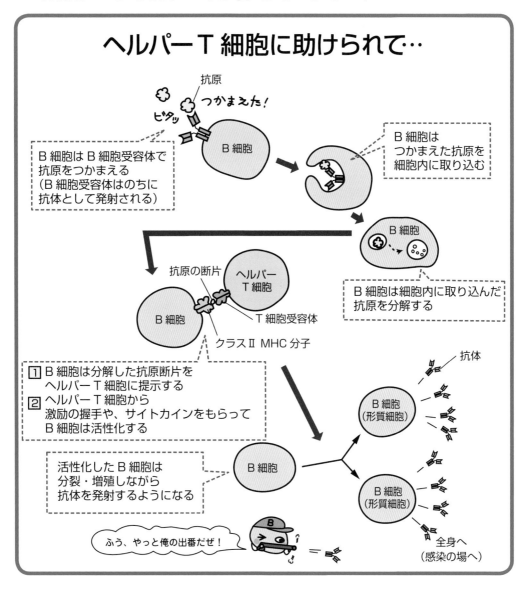

ヘルパー T 細胞に助けられて…

抗原

つかまえた！

ピタッ

B 細胞は B 細胞受容体で抗原をつかまえる（B 細胞受容体はのちに抗体として発射される）

B 細胞

B 細胞はつかまえた抗原を細胞内に取り込む

B 細胞

B 細胞は細胞内に取り込んだ抗原を分解する

抗原の断片

ヘルパー T 細胞

B 細胞

T 細胞受容体

クラス II MHC 分子

1 B 細胞は分解した抗原断片をヘルパー T 細胞に提示する
2 ヘルパー T 細胞から激励の握手や、サイトカインをもらって B 細胞は活性化する

抗体

B 細胞（形質細胞）

活性化した B 細胞は分裂・増殖しながら抗体を発射するようになる

B 細胞

B 細胞（形質細胞）

全身へ（感染の場へ）

ふう、やっと俺の出番だぜ！

　抗体は B 細胞から発射されます。抗体ははじめ B 細胞の表面にあって、B 細胞受容体と呼ばれます。B 細胞は、B 細胞受容体で抗原をつかまえると、細胞の中に取り込んで断片化し、その断片を**ヘルパー T 細胞**に提示します。そして、ヘルパー T 細胞に助けられて、B 細胞は増えながら抗体を発射するようになります。抗体を発射できるようになった B 細胞は**形質細胞**と呼ばれます。今のようなヘルパー T 細胞と B 細胞とのやりとりは**リンパ節**の中で起こります。

二度目は素早く そして強く──免疫学的記憶

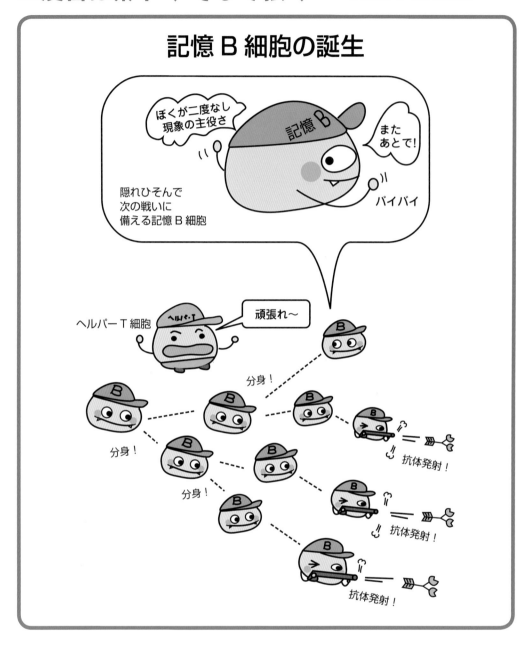

記憶B細胞の誕生

　ヘルパーT細胞に助けられて増えるB細胞の一部は記憶B細胞としてリンパ節の中にひそみ、長く生き残ります。そして同じ抗原をもつ病原体に二度目に出会うと、記憶B細胞が素早く、そして大量の抗体を発射することができます。同じ病原体に二度感染しにくいのは、この記憶B細胞が病原体を一度目のときより素早く排除してくれるおかげです。これが免疫学的記憶の原理です。

免疫学的記憶の応用——ワクチン接種

ワクチン接種のしくみ

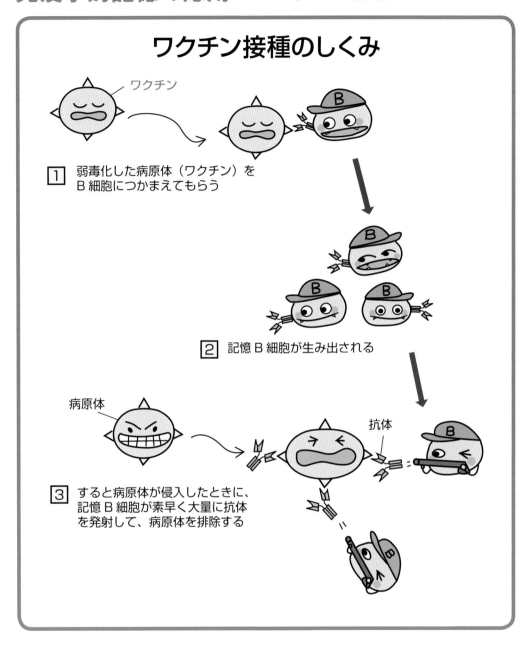

ワクチン

1 弱毒化した病原体（ワクチン）を
B細胞につかまえてもらう

2 記憶B細胞が生み出される

病原体

抗体

3 すると病原体が侵入したときに、
記憶B細胞が素早く大量に抗体
を発射して、病原体を排除する

　免疫学的記憶のしくみを利用して、伝染病の予防に役立てたものがワクチン接種です。たとえば弱毒化した病原体を体内に入れると（接種）、その弱毒化した病原体をB細胞がとらえて、一部のB細胞が記憶B細胞として残ります。すると同じ病原体が体内に侵入したときに、記憶B細胞が素早く大量の抗体を発射することで病原体を排除してくれるのです。
　ワクチンとしては、生きているが弱毒化した病原体（生ワクチン）のほかに、死滅した病原体や病原体に由来する抗原を調整したものが使われます。

能動免疫と受動免疫

●適応免疫応答の産物（とくに抗体）を能動的につくるか 受動的に譲り受けるか

	能動免疫	受動免疫
生命現象として	病原体に対する適応免疫応答	母から子への胎盤を介した IgG の輸送及び母乳を介した IgA の輸送
医療行為として	ワクチン接種	他の個体の抗体やリンパ球を移入する治療法（免疫グロブリン製剤の注射や抗血清の注射）

　能動免疫と受動免疫と呼ばれる用語があります。適応免疫応答の産物（特に抗体）を個体が能動的につくるのが能動免疫で、他の個体から受動的に譲り受けるのが受動免疫です。さらに、それぞれ生命現象としての能動/受動免疫と、医療行為としての能動/受動免疫とがあります。

　生命現象としての能動免疫とは、病原体に感染された個体において誘導される適応免疫応答のことです。そして、医療行為としての能動免疫とはワクチン接種のことです。

　一方、生命現象としての受動免疫としては、母から子への胎盤を介した IgG の輸送と、母乳を介した IgA の輸送があります（p.29）。そして、医療行為としての受動免疫には、献血者の血清から作られる免疫グロブリン製剤を注射する治療法や、毒素などの抗原を接種した他の動物の血清（その抗原に対する抗体を多く含む抗血清）を注射する治療法（血清療法）があります。

国家試験での問われ方

能動免疫はどれか。　　　　　　　　　　　　　　　　　《標準レベル》
1.　γ-グロブリンの与薬　　　　2.　母乳を介した抗体の移行
3.　ワクチンの接種　　　　　　4.　抗血清の与薬

（看護師第 93 回午後問 1）

【解説】ワクチン接種は医療行為としての能動免疫のことですから正答は3です。他の選択肢はみな受動免疫の例です。

　1. のγ-グロブリンは、免疫グロブリン（抗体）を多く含む血清タンパク質です。γ-グロブリンを薬として調整した「γ-グロブリン製剤」は、上に述べた「免疫グロブリン製剤」と同じ意味ですが、近年は「免疫グロブリン製剤」の用語が定着しています。

　一方、4. の抗血清とは特定の抗体を多く含む血清で、特定の抗原（たとえばジフテリア菌の毒素）を注射したヒト以外の動物（たとえばウマ）から得られます（p.81）。

【正答】3

一次応答と二次応答

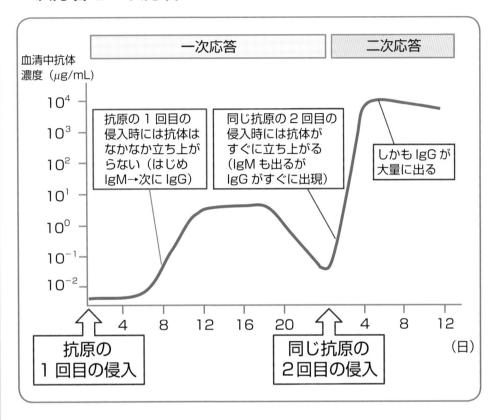

　病原体にはじめて感染されたときの適応免疫応答を**一次応答**（primary response、"primary"は「はじめて」の意味）と呼び、**同じ病原体**に二度目に感染されたときの適応免疫応答を**二次応答**（secondary response、"secondary"は「二度目」の意味）と呼びます。

　一次応答の初期（初感染急性期）においては、抗体ははじめに IgM として発射され、次に IgG にクラスが切り替わります（クラススイッチ）。この間に記憶B細胞が生み出されます（p.32）。そして、同じ病原体が二度目に感染したとき、すなわち二次応答の際には IgM も出ますが IgG クラスの抗体が速やかにかつ大量に記憶B細胞によって発射されます。

　同じ病原体に対する二度目の応答は素早く、そして強い―これが免疫学的記憶であり、自然免疫応答には原則的にみられない現象です。

（グラフの参考）Janeway's Immunobiology, 9th ed. Fig 1.25
Basic Immunology: Functions and Disorders of the Immune System, 6th ed. Figure 7.3

免疫応答で正しいのはどれか。　　　　　　　　　《標準レベル》

1. 一次反応で IgM は IgG に遅れて出現する。
2. 二次反応で IgM は出現しない。
3. 二次反応で記憶 B 細胞が生じる。
4. 二次反応は初回と異なる抗原を 2 回目に投与したとき起きる。
5. 一次反応より二次反応の方が多くの抗体が産生される。

（臨床検査技師第 63 回午前問 80）

【解説】

1（×）一次応答（問題文では一次反応）でははじめに IgM が出て、次に IgG が出現します。

2（×）二次応答においても IgM は出現します。ただ、二次応答においては IgG が一次応答のときよりも素早く、そして大量に出現します。

3（×）記憶 B 細胞が生じるのは、病原体にはじめて感染されたとき、つまり一次応答の段階です。

4（×）二次応答は初回と同じ抗原の 2 回目の感染において生じる適応免疫応答です。

5（○）これが正しい記載です。

【正答】5

【重要事項】病原体の感染時にはじめに出る抗体は IgM で、次に出るのは IgG

《記憶術》　次に発射されるのは IgG（Ig 次〜）

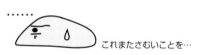

……

これまたさむいことを…

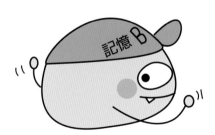

まとめの演習	【第4話】体液性免疫

- 抗体（免疫グロブリン）は、はじめは（¹　　　）細胞の表面
にあって（¹　　　）細胞受容体と呼ばれるが、のちに（²　　　）
細胞の指令を受けて、（¹　　　）細胞から発射される
- 抗体を発射できるようになった（¹　　　）細胞は（³　　　）細
胞とも呼ばれる
- 抗体（免疫グロブリン）は（⁴　　　）つの（⁵　　　）に分類
される
- **能動免疫と受動免疫**
- □医療行為としての能動免疫：（⁶　　　）を接種して（⁷　　　）
を能動的に作らせること
- □医療行為としての受動免疫：他の個体の（⁸　　　）やリン
パ球を体外から受動的に与えること
- □母から子へ胎盤を介した（⁹　　　）の輸送や母乳を介した
（¹⁰　　　）の輸送は、生命現象としての（¹¹　　　）免疫である

1. B
2. ヘルパーT
3. 形質
4. 5
5. クラス
6. ワクチン
7. 抗体
8. 抗体
9. IgG
10. IgA
11. 受動

	IgM	IgG	IgA
存在様式	5つのクラスの中で（¹²　　　）が一番大きい	5つのクラスの中で（¹³　　　）が一番高い	分泌液中では（¹⁴　　　）体として存在する
母子免疫学の文脈で	胎盤を通過（¹⁵　　　）	胎盤を通過（¹⁶　　　）	（¹⁷　　　）中に多く含まれる
生体防御の文脈で	病原体の（¹⁸　　　）期に発射される	病原体の（¹⁸　　　）期から時間がたつと発射される抗体がIg（¹⁹　　　）クラスからIg（²⁰　　　）クラスに変わる。これを（²¹　　　）と呼ぶ	（²²　　　）における生体防御で活躍する

12. 分子量　　13. 血中濃度　　14. 二量　　15. しない　　16. する　　17. 母乳
18. 初感染急性　　19. M　　20. G　　21. クラススイッチ　　22. 腸管粘膜

「好きになる免疫学　第2版」参照頁
□　抗体の構造　p.125
□　抗体発射のしくみ　p.30〜31、p.82〜83
□　胎盤を通過するIgG　p.132〜133
□　母乳中に分泌されるIgA　p.129〜131
□　免疫学的記憶とワクチン　p.88〜91

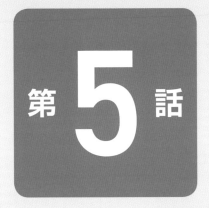

細胞性免疫

第5話

T細胞が主体となって働く適応免疫応答

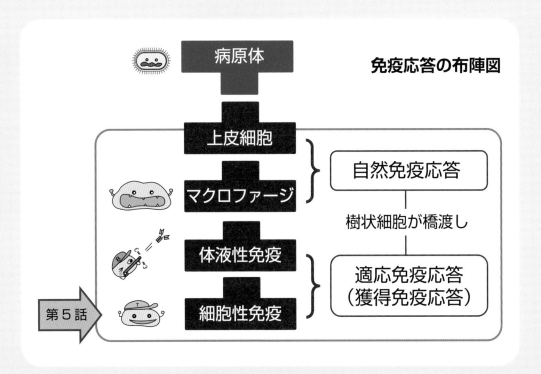

免疫応答の布陣図

病原体

上皮細胞

マクロファージ

} 自然免疫応答

樹状細胞が橋渡し

体液性免疫

第5話 → 細胞性免疫

} 適応免疫応答（獲得免疫応答）

第5話では適応（獲得）免疫応答のなかでも細胞性免疫について学びます。細胞性免疫とはT細胞が主体となって働く適応免疫応答のことで、その具体的な例をみていきましょう。

5.1 細胞性免疫とは何か？

細胞性免疫の主役は T 細胞──ただし一部の T 細胞を除く

適応免疫応答の分類

▶体液性免疫…抗体が主体となって働く適応免疫応答

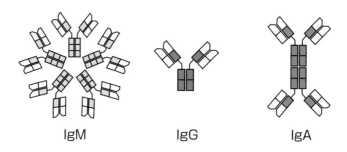

IgM   IgG   IgA

▶細胞性免疫…T 細胞が主体となって働く適応免疫応答
（ただし B 細胞の抗体産生を指揮する
ヘルパー T 細胞による応答を除く）

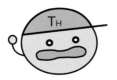   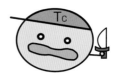

ヘルパー T 細胞   細胞傷害性 T 細胞

　病原体を細かく認識する適応免疫応答は、体液性免疫と細胞性免疫の二段構えになっています。**体液性免疫**とは**抗体**が主体となって働く適応免疫応答で、**細胞性免疫**とは **T 細胞**が主体となって働く適応免疫応答です。T 細胞には**ヘルパー T 細胞**と**細胞傷害性 T 細胞**があります。細胞傷害性 T 細胞についてはあとで詳しく学びます。また、体液性免疫においても B 細胞の抗体産生を指揮するヘルパー T 細胞*がかかわっていますので（p.31）、正確に言えば、細胞性免疫とは、B 細胞の抗体産生を指揮するヘルパー T 細胞以外の T 細胞が主体となって働く適応免疫応答です。

＊B 細胞の抗体産生を指揮するヘルパー T 細胞は、濾胞性ヘルパー T 細胞と呼ばれます（p.5）。

5.2 細胞性免疫の2つの典型例

ヘルパー T 細胞が表舞台に出る細胞性免疫

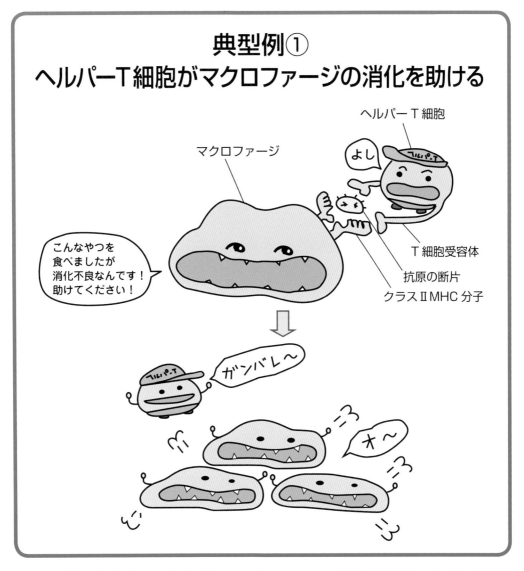

典型例①
ヘルパーT細胞がマクロファージの消化を助ける

ヘルパー T 細胞

マクロファージ

よし

こんなやつを
食べましたが
消化不良なんです！
助けてください！

T 細胞受容体

抗原の断片

クラス II MHC 分子

ガンバレ～

オ～

　細胞性免疫の典型例は2つあります。1つはマクロファージの消化能力をヘルパー T 細胞[*]が高める応答です。マクロファージは病原体を貪食して殺菌しようとしますが、消化しきれないときには病原体の断片をヘルパー T 細胞に提示して助けを求めます（抗原提示）。そして、ヘルパー T 細胞からの差し入れとなるサイトカインをもらうと、マクロファージは活気づいて消化活動に励みます。

[*]マクロファージをおもに活性化するヘルパー T 細胞は、1 型ヘルパー T 細胞（Th1 細胞）と呼ばれます（p.5）。

細胞傷害性 T 細胞が表舞台に出る細胞性免疫

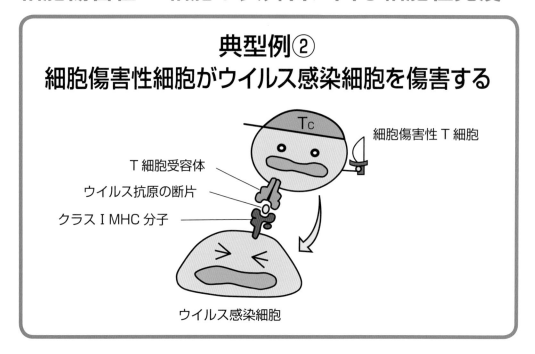

典型例②
細胞傷害性細胞がウイルス感染細胞を傷害する

Tc

細胞傷害性 T 細胞

T 細胞受容体

ウイルス抗原の断片

クラス I MHC 分子

ウイルス感染細胞

　細胞性免疫のもう一つの典型例は、細胞の中にウイルスなどの病原体が入り込んだ細胞を、細胞傷害性 T 細胞で傷害する応答です。ウイルスが細胞の中に入り込んだ細胞は、クラス I MHC 分子というリボンのような分子にウイルスの断片（より正確にはウイルス抗原の断片）を結合させることで、細胞傷害性 T 細胞に認識されて、傷害されます。細胞傷害性 T 細胞についてもう少し詳しくみてみましょう。

要点のまとめ **細胞性免疫の 2 つの典型例**
● マクロファージの消化能力を（1 型）ヘルパー T 細胞が高める応答
● 細胞の中にウイルスなどの病原体が入り込んだ細胞を、細胞傷害性 T 細胞で傷害する応答

5.3 クラス I MHC 分子と細胞傷害性 T 細胞

「私」を証明するリボン

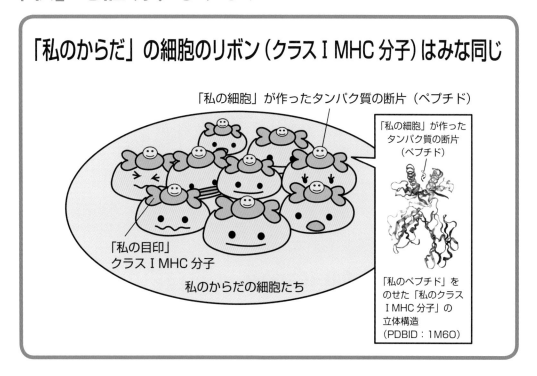

「私のからだ」の細胞のリボン（クラス I MHC 分子）はみな同じ

「私の細胞」が作ったタンパク質の断片（ペプチド）

「私の目印」クラス I MHC 分子

私のからだの細胞たち

「私の細胞」が作ったタンパク質の断片（ペプチド）

「私のペプチド」をのせた「私のクラス I MHC 分子」の立体構造（PDBID：1M60）

　からだのほとんどすべての細胞は、クラス I MHC*分子と呼ばれるリボンのような形をした分子を表面にかざしています。そして、「私のからだ」の細胞のリボンはみな同じです。このリボンのくぼみには「私の細胞」が作ったタンパク質の断片（ペプチド）がのっています。「私のクラス I MHC 分子」と、その上にのっている「私のペプチド」がワンセットとなって「私の細胞」であることの証明になります。

＊MHC は主要組織適合遺伝子複合体（major histocompatibility complex）の略です。MHC はクラス I、II、IIIの３つに分類されます。クラス I MHC 分子（class I MHC molecule）は他人（非自己）の臓器を移植したときに拒絶される"主要"なターゲットとなります。クラス I MHC 分子はからだのほとんどの細胞の表面にありますが、赤血球のように表面にクラス I MHC 分子をもたない細胞もあります。ですから、他人の赤血球を輸血しても血液型さえ合えば原則的には拒絶されません。

「私」と「あなた」とで異なるもの

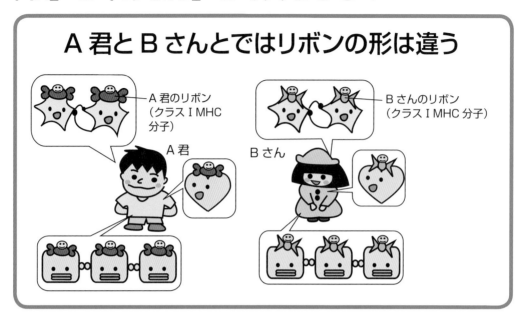

A君とBさんとではリボンの形は違う

A君のリボン
（クラスI MHC
分子）

Bさんのリボン
（クラスI MHC分子）

A君

Bさん

　からだの細胞の大きさや形はいろいろですが、1人のからだの中で、リボン（クラスI
MHC分子）の形はすべて同じです。しかし、A君とBさんのリボンの形は違います。

他人のクラスI MHC分子は非自己の目印

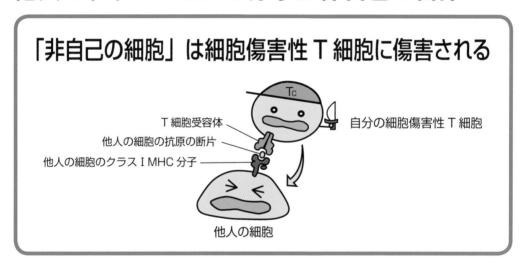

「非自己の細胞」は細胞傷害性T細胞に傷害される

T細胞受容体

他人の細胞の抗原の断片

他人の細胞のクラスI MHC分子

自分の細胞傷害性T細胞

他人の細胞

　ここで他人の細胞が移植されると、その細胞は「自己」のクラスI MHC分子とは形の異な
るクラスI MHC分子をかざしていますので、それが「非自己」の目印となり、細胞傷害性T
細胞に認識されて、細胞ごと傷害されます。これが移植片急性拒絶反応の基礎です（急性拒絶
反応の正確な定義についてはp.88で説明します）。

ウイルスの断片が結合したクラス I MHC 分子も非自己の目印

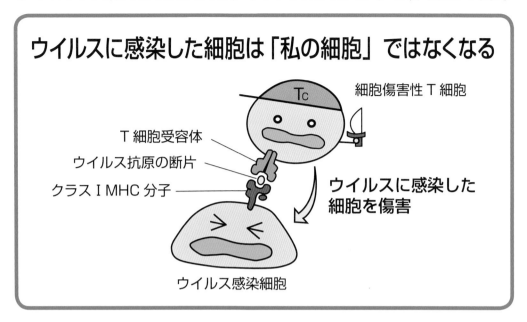

ウイルスに感染した細胞は「私の細胞」ではなくなる

- Tc
- 細胞傷害性 T 細胞
- T 細胞受容体
- ウイルス抗原の断片
- クラス I MHC 分子
- ウイルスに感染した細胞を傷害
- ウイルス感染細胞

　ウイルスが細胞内に感染した細胞は、クラス I MHC 分子にウイルスの断片を結合させます。そして、ウイルスという異物の断片が結合したクラス I MHC 分子は、もはや「自己」の目印ではなくなってしまいます。これが「非自己」の目印として細胞傷害性 T 細胞に認識され、やがて傷害されます。

要点の まとめ クラス I MHC 分子と細胞傷害性 T 細胞

- ●「自己」のクラス I MHC 分子＋「自己」のタンパク質の断片（ペプチド）
   →「自己」の目印となる（免疫学的「自己」の基礎）
- ●「非自己」のクラス I MHC 分子
   →どのようなペプチドがのっていても「非自己」の目印として
   　細胞傷害性 T 細胞に認識される（移植片急性拒絶反応の基礎）
- ●「自己」のクラス I MHC 分子＋ウイルス抗原の断片（ペプチド）
   →「非自己」の目印として細胞傷害性 T 細胞に認識される
   　（細胞内にウイルスが感染したときの免疫応答の基礎）

5.4 がん細胞と細胞傷害性 T 細胞

腫瘍抗原が結合したクラス I MHC 分子は非自己の目印

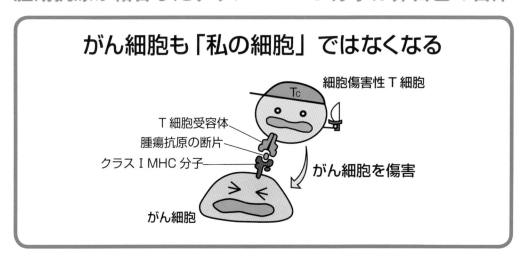

がん細胞も「私の細胞」ではなくなる

細胞傷害性 T 細胞
T 細胞受容体
腫瘍抗原の断片
クラス I MHC 分子
がん細胞を傷害
がん細胞

　がん細胞も、変化したタンパク質（腫瘍抗原）の断片をクラス I MHC 分子にのせるため、細胞傷害性 T 細胞に「非自己」と認識されて傷害されます。

がん細胞は細胞傷害性 T 細胞を萎えさせる

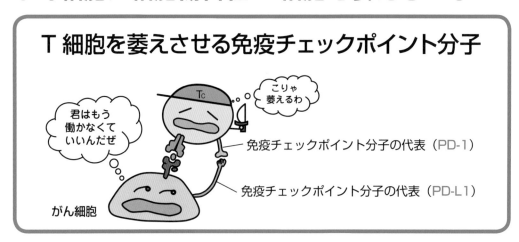

T 細胞を萎えさせる免疫チェックポイント分子

こりゃ萎えるわ
君はもう働かなくていいんだぜ
免疫チェックポイント分子の代表（PD-1）
免疫チェックポイント分子の代表（PD-L1）
がん細胞

　しかしがん細胞は、細胞傷害性 T 細胞の働きを萎えさせる分子を表面に出して、傷害されるのをまぬかれます。このように免疫担当細胞（特に T 細胞）の働きを邪魔・検問する分子を免疫チェックポイント分子と呼びます（チェックポイント＝検問所）。特に PD-1 や PD-L1 と呼ばれる分子が代表的なチェックポイント分子です。

邪魔を邪魔する——免疫チェックポイント阻害療法

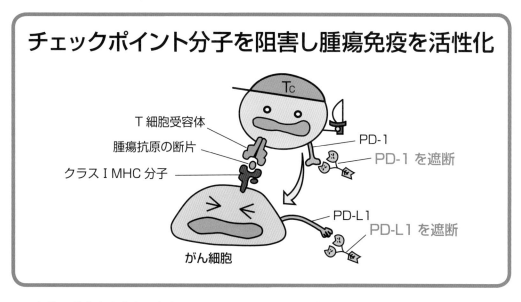

チェックポイント分子を阻害し腫瘍免疫を活性化

T細胞の働きを邪魔する免疫チェックポイント分子の働きを遮断して、がん細胞に特異的な細胞傷害性T細胞の働きを復活させようとするのが免疫チェックポイント阻害療法です。

国家試験での問われ方

ある免疫担当細胞が腫瘍細胞を認識する機構の模式図を示す。《標準レベル》

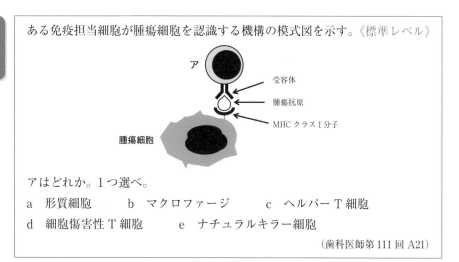

アはどれか。1つ選べ。

a　形質細胞　　　　b　マクロファージ　　　　c　ヘルパーT細胞
d　細胞傷害性T細胞　　　e　ナチュラルキラー細胞

(歯科医師第111回A21)

【解説】上の図は左の頁の図そのもので、アの細胞は細胞傷害性T細胞とわかります。細胞傷害性T細胞に認識されるターゲットになるのがクラスI MHC分子（class I major histocompatibility complex molecule、問題文ではMHCクラスI分子）です。

　なお、eのナチュラルキラー細胞はリンパ球のような形をした細胞で、血液中を巡回し、クラスI MHC分子を細胞表面から隠した細胞を認識して傷害します（『好きになる免疫学　第2版』p.118）。細胞傷害性T細胞を活性化するには、実は非常に込み入った手続きが必要で第6話でお話ししますが（p.52）、ナチュラルキラー細胞はごく"自然"に活性化されるためにその名で呼ばれています。

【正答】d

●体液性免疫は （¹　　　） が主体となって働く適応免疫応答である

●細胞性免疫とは （²　　　） が主体となって働く適応免疫応答である。ただし （³　　　） 細胞の （¹　　　） 産生を指揮する （⁴　　　） 細胞による応答は除く

●細胞性免疫の典型例の一つは、 （⁵　　　） の消化能力を （⁶　　　） が高める応答である

●細胞性免疫の典型例のもう一つは、細胞 （⁷　　　） に病原体が感染した細胞を （⁸　　　） で傷害する応答である

● （⁸　　　） は （⁹　　　） 細胞や （¹⁰　　　） された非自己の細胞をも傷害する

1. 抗体

2. T細胞
3. B

4. ヘルパーT
5. マクロファージ
6. （1型）ヘルパーT細胞
7. 内
8. 細胞傷害性T細胞

9. がん
10. 移植

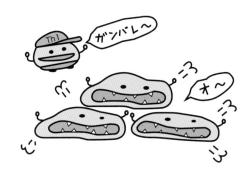

「好きになる免疫学　第2版」参照頁
□　マクロファージを活性化する細胞性免疫　p.163 ～ 165
□　ウイルス感染細胞を傷害する細胞性免疫　p.55 ～ 65
□　腫瘍細胞を傷害する細胞性免疫　p.221 ～ 223
□　免疫チェックポイント分子とその阻害　p.224 ～ 228

もっと詳しく　もう一つの細胞性免疫

　細胞性免疫の主役はT細胞（ただしB細胞の抗体産生を指揮するヘルパーT細胞を除く）でした。T細胞にはヘルパーT細胞と細胞傷害性T細胞がありますが、ヘルパーT細胞はさまざまな種類があります。一つはマクロファージの活性化を得意とする1型ヘルパーT細胞（Th1細胞）です。もう一つはB細胞の抗体産生を指揮する濾胞性ヘルパーT細胞です。さらに上皮細胞や好中球の指揮を得意とする17型ヘルパーT細胞（Th17細胞）と呼ばれる細胞があり、このT細胞による免疫応答も細胞性免疫です。「17型」とは奇妙な名前ですが、サイトカイン（p.6）の一種であるインターロイキン-17をおもに産生することからその名がつけられました。Th17細胞が出すインターロイキン-17は、周囲の細胞（特に上皮細胞）に働きかけてディフェンシンなどの抗菌物質を放出させます。上皮細胞による化学的バリアー（p.17）がインターロイキン-17によって強まるのです。また、インターロイキン-17は周囲の細胞に働きかけて好中球を呼び集めるケモカイン（p.21）を放出させます。このようにしてTh17細胞によって強化された化学的バリアーと集められた好中球とによって、細菌や真菌が排除されます（関連する国家試験問題をp.127に用意しました）。

第 6 話

自然免疫応答と適応免疫応答との相互関係

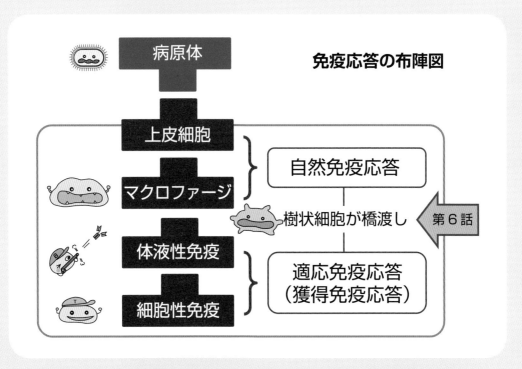

これまでに自然免疫応答と適応免疫応答についてそれぞれ個別にお話ししてきました。ここでは自然免疫応答と適応免疫応答との相互関係をみながら、免疫応答の全体像をまとめたいと思います。

6.1 病原体感染の場で発動する自然免疫応答

踏ん張れ！マクロファージ　走れ！樹状細胞

マクロファージと樹状細胞の機能分担

病原体感染の場（前半戦）
自然免疫応答の発動

マクロファージは病原体を
貪食してその場で踏ん張り
好中球や単球を呼ぶ
そして皆で病原体を貪食する
貪食および炎症反応の誘導

リンパ節へ走る樹状細胞

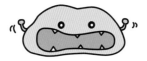

リンパ節
適応免疫応答の発動

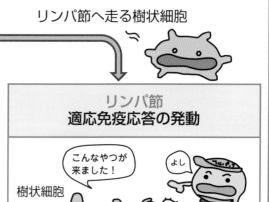

こんなやつが
来ました！

よし

樹状細胞

ヘルパー
T細胞

リンパ節へ駆け込んだ樹状細胞は
ヘルパーT細胞に抗原を提示して
ヘルパーT細胞の目を覚ます
抗原提示とヘルパーT細胞の活性化

　自然免疫応答と適応免疫応答とでは、発動する場所が異なります。自然免疫応答には、まず上皮細胞による物理的・化学的バリアーがありますが、これを突破してきた病原体に対しては、上皮細胞の下で門番をしているマクロファージと樹状細胞が迎え撃ちます。彼らは仲のよい兄弟のような細胞で、行動パターンも似ています。彼らはからだの表面のすぐ下で門番をしていて、周囲のものをあたかも食べるかのように細胞の中に取り込みます（貪食）。そして、貪食したものの中に危険な病原体がまぎれていることに気がつくと、興奮（活性化）します。その後、彼らは仕事を分業します。活性化したマクロファージは「敵がここにいる！みんな集まれ！」と警報を鳴らします。この警報に反応して、近くの血管から援軍となる好中球と単球とが集まってきます（炎症反応の誘導 p.19 〜 21）。一方で活性化した樹状細胞は、このような警報を鳴らすだけでなく、リンパ節へと駆け込み、適応免疫応答を発動させます。

6.2 リンパ節で発動する適応免疫応答

リンパ節で目を覚ますヘルパー T 細胞

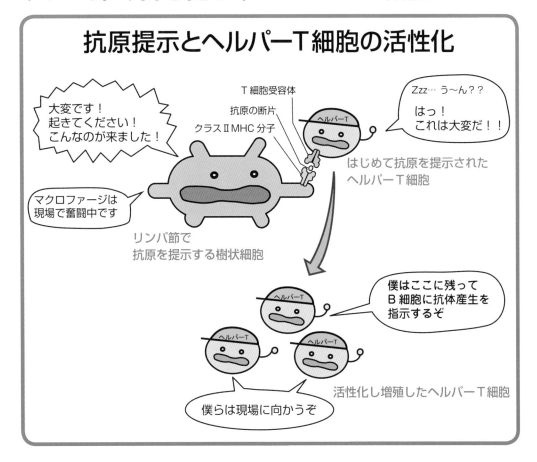

抗原提示とヘルパーT細胞の活性化

自然免疫応答が病原体感染の場で発動するのに対して、適応免疫応答はリンパ節で発動します。リンパ節はリンパ球、すなわち T 細胞と B 細胞の駐屯地です。病原体を貪食した樹状細胞は、輸入リンパ管と呼ばれる"高速道路"を経由してリンパ節に駆け込み、病原体の断片と特異的に結合できるヘルパー T 細胞へ抗原を提示します。この過程を抗原提示と呼びます。抗原提示の際に抗原をささげる"両手"のような分子をクラスⅡ MHC 分子と呼びます。クラスⅡ MHC 分子にのせられた病原体の断片（抗原断片）をつかまえるヘルパー T 細胞の"手"に相当するのが T 細胞受容体です。

抗原を提示されて目を覚ましたヘルパー T 細胞は増殖します。そして一部のヘルパー T 細胞はリンパ節の中に残って B 細胞の抗体産生を指揮し（p.31）、別のヘルパー T 細胞はリンパ節を出て、血流に乗って病原体が感染した場所へと出馬します。

リンパ節で目を覚ます細胞傷害性 T 細胞

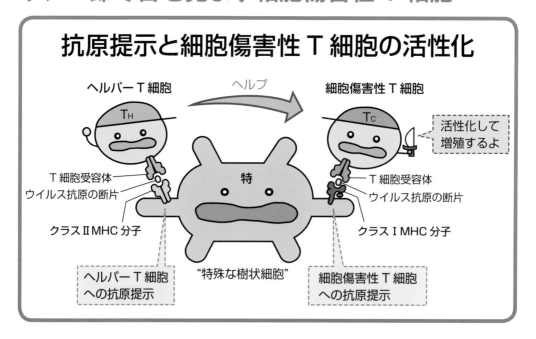

抗原提示と細胞傷害性 T 細胞の活性化

　T 細胞にはヘルパー T 細胞のほかに細胞傷害性 T 細胞があります。それは移植された非自己の細胞や、ウイルスが細胞の中に感染した細胞、そしてがん細胞を傷害する実働部隊となる細胞です（p.42 〜 47）。細胞傷害性 T 細胞も、ヘルパー T 細胞と同様に樹状細胞によって抗原を提示されることで活性化します。細胞傷害性 T 細胞を活性化する樹状細胞は特殊な細胞で、病原体の断片をクラス II MHC 分子にのせてヘルパー T 細胞に提示するのと同時に、抗原の断片をクラス I MHC 分子（p.43）にのせて細胞傷害性 T 細胞へ提示します。そして、その特殊な樹状細胞によって活性化したヘルパー T 細胞に助けられながら、細胞傷害性 T 細胞は活性化して、増殖します。増殖した細胞傷害性 T 細胞もリンパ節から出て、血流に乗って病原体が感染した場へと出馬します。

要点のまとめ 樹状細胞の活躍
- 病原体感染の場で病原体を取り込んだ樹状細胞は、リンパ節に駆け込み抗原提示によって T 細胞を活性化することで、適応免疫応答を発動させる
- 樹状細胞はクラス II MHC 分子に抗原断片をのせてヘルパー T 細胞に提示する
- ウイルス感染において活躍する特殊な樹状細胞は、クラス II MHC 分子に抗原断片をのせてヘルパー T 細胞に提示するとともに、クラス I MHC 分子に抗原断片をのせて細胞傷害性 T 細胞に提示する

リンパ節で目を覚ます B 細胞

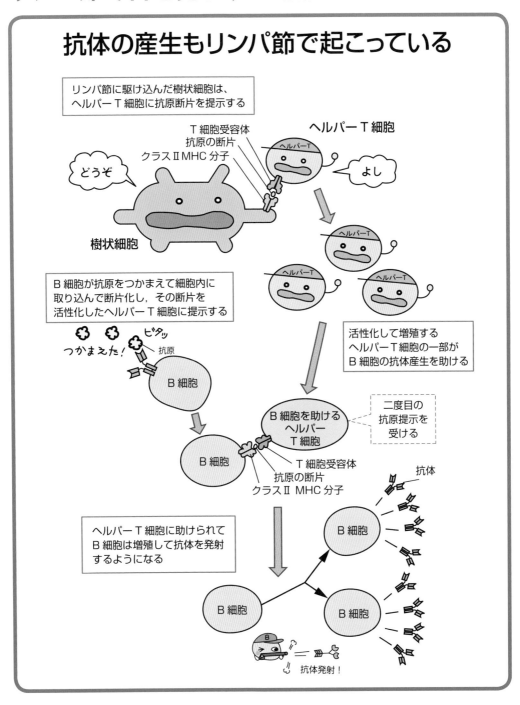

抗体の産生もリンパ節で起こっている

リンパ節に駆け込んだ樹状細胞は、ヘルパー T 細胞に抗原断片を提示する

T 細胞受容体
抗原の断片
クラス II MHC 分子

ヘルパー T 細胞

どうぞ

よし

樹状細胞

B 細胞が抗原をつかまえて細胞内に取り込んで断片化し、その断片を活性化したヘルパー T 細胞に提示する

活性化して増殖するヘルパー T 細胞の一部が B 細胞の抗体産生を助ける

ピタッ
つかまえた！

抗原

B 細胞

B 細胞

B 細胞を助けるヘルパー T 細胞

二度目の抗原提示を受ける

T 細胞受容体
抗原の断片
クラス II MHC 分子

ヘルパー T 細胞に助けられて B 細胞は増殖して抗体を発射するようになる

B 細胞

抗体

B 細胞

B 細胞

B 細胞

抗体発射！

　抗体産生も p.31 でお話ししたようにリンパ節の中で起こっています。B 細胞の抗体産生をヘルパーするのはヘルパー T 細胞で、そのヘルパー T 細胞を目覚めさせるのは樹状細胞です。

　このように、リンパ節は T 細胞と B 細胞が目を覚まして適応免疫が発動する場所であり、その引き金を引くのが樹状細胞による抗原提示です。

6.3 舞台は再び 病原体感染の場へ

病原体感染の場での後半戦──細菌感染の場合

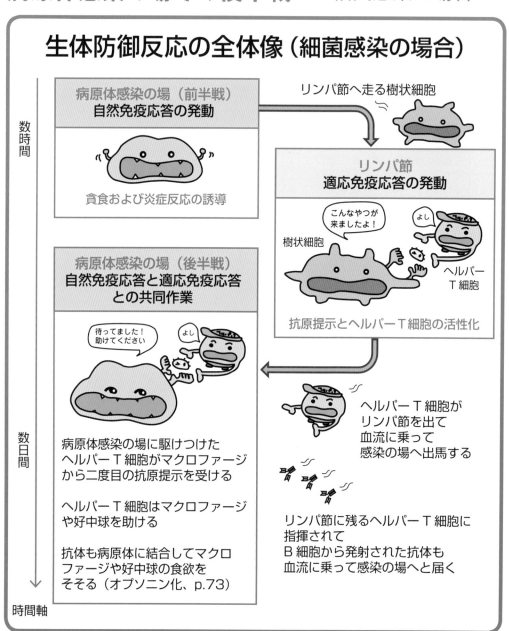

生体防御反応の全体像（細菌感染の場合）

病原体感染の場（前半戦）
自然免疫応答の発動

貪食および炎症反応の誘導

リンパ節へ走る樹状細胞

リンパ節
適応免疫応答の発動

こんなやつが来ましたよ！

よし

樹状細胞

ヘルパーT細胞

抗原提示とヘルパーT細胞の活性化

病原体感染の場（後半戦）
自然免疫応答と適応免疫応答との共同作業

待ってました！助けてください

よし

病原体感染の場に駆けつけたヘルパーT細胞がマクロファージから二度目の抗原提示を受ける

ヘルパーT細胞はマクロファージや好中球を助ける

抗体も病原体に結合してマクロファージや好中球の食欲をそそる（オプソニン化、p.73）

ヘルパーT細胞がリンパ節を出て血流に乗って感染の場へ出馬する

リンパ節に残るヘルパーT細胞に指揮されてB細胞から発射された抗体も血流に乗って感染の場へと届く

数時間

数日間

時間軸

病原体感染の場へと向かう T 細胞と抗体

　さて、リンパ節で目を覚ました T 細胞や、B 細胞から発射された抗体は、リンパ節を出て、血流に乗って病原体感染の場へと向かいます。病原体感染の場に T 細胞や抗体がたどり着きやすいのは、マクロファージが炎症反応を起こしていて、近くの血管がゆるめられているからです。

病原体感染の場での自然免疫応答と適応免疫応答との共同作業

　病原体感染の場に到着したヘルパー T 細胞は、マクロファージからあらためて抗原を提示されます。このようにして抗原を二度提示されたヘルパー T 細胞は、再び活性化し、さまざまなサイトカインを放出して、マクロファージや好中球や上皮細胞を活性化します（p.48 の「もっと詳しく」コーナーを参照）。

　一方、病原体感染の場に届いた抗体は、病原体に結合することでマクロファージや好中球の食欲をそそります。何も結合していない病原体よりも、抗体の結合した病原体のほうが、マクロファージや好中球にとって貪食しやすくなるのです。これをオプソニン化と呼びます(p.73)。

　このように、自然免疫応答の役者であるマクロファージや好中球と、適応免疫応答の役者であるヘルパー T 細胞や抗体との共同作業によって病原体が排除されます。

要点のまとめ　生体防御反応の全体像（細菌感染の場合）

● **第 1 段階**　病原体感染の場での自然免疫応答の発動
　マクロファージと樹状細胞が細菌を貪食し、活性化する
　活性化したマクロファージは炎症反応を誘導する
　活性化した樹状細胞はリンパ節へ駆け込む
● **第 2 段階**　リンパ節での適応免疫応答の発動
　リンパ節に駆け込んだ樹状細胞がヘルパー T 細胞に抗原を提示することで、
　適応免疫応答が発動する
● **第 3 段階**　病原体感染の場での自然免疫応答と適応免疫応答との共同作業
　適応免疫応答の役者であるヘルパー T 細胞や抗体が、自然免疫応答の役者である
　マクロファージや好中球などを助けることで病原体を排除する

ウイルスに対する生体防御反応

生体防御反応の全体像（ウイルス感染の場合）

数時間

病原体感染の場（前半戦）
自然免疫応答の発動

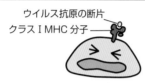

ウイルス抗原の断片
クラスⅠMHC分子
ウイルス感染細胞

ウイルスに感染した細胞は抗ウイルス作用のあるサイトカイン（インターフェロン-αとインターフェロン-β）を出してウイルスに抵抗し、炎症性サイトカインを出して援軍となる白血球を呼ぶ

リンパ節へ走る特殊な樹状細胞

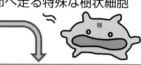

リンパ節
適応免疫応答の発動

ヘルパーT細胞　ヘルプ　細胞傷害性T細胞

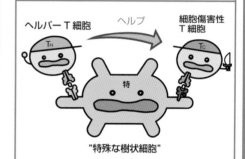

"特殊な樹状細胞"

特殊な樹状細胞による抗原提示
→ヘルパーT細胞と
　細胞傷害性T細胞の活性化

病原体感染の場（後半戦）
自然免疫応答と適応免疫応答との共同作業

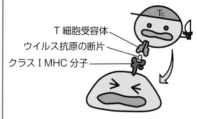

T細胞受容体
ウイルス抗原の断片
クラスⅠMHC分子
ウイルス感染細胞

ウイルス感染細胞の呼び声を聞いてウイルス感染の場に駆けつけた細胞傷害性T細胞が、ウイルスに感染した細胞を傷害する

細胞死を起こしたウイルス感染細胞はマクロファージに食べられる

細胞死を起こしたウイルス感染細胞からこぼれたウイルスは、抗体にとらえられる

数日間

細胞傷害性T細胞がリンパ節を出て血流に乗って感染の場へ出馬する

リンパ節に残るヘルパーT細胞に指揮されてB細胞から発射された抗体も血流に乗って感染の場へと届く

時間軸

細胞内にウイルスが感染したときの免疫応答はやや複雑ですが、基本的には先ほどと同じく

- 第1段階　病原体感染の場での自然免疫応答の発動
- 第2段階　リンパ節での適応免疫応答の発動
- 第3段階　病原体感染の場での自然免疫応答と適応免疫応答の共同作業

の3つの段階から成り立っています。

第1段階　病原体感染の場での自然免疫応答の発動

まずウイルス感染の場では、ウイルスに感染した細胞が*インターフェロン-α*と*インターフェロン-β*と呼ばれるサイトカインを出して、ウイルスの増殖を阻止（インターフェア）しようと必死に抵抗します。

また、ウイルスに感染した細胞は同時に炎症性サイトカインを出して白血球を呼び集めます。このような応答は、ある特定のウイルスに対してのみ特異的に起こるのではなく、どのようなウイルスに対しても起こるため、やはり自然免疫応答の一つです。

第2段階　リンパ節での適応免疫の発動

一方、ウイルス感染の場でウイルスを細胞内に取り込んだ特殊な樹状細胞は、リンパ節へと駆け込みます。そして、ウイルス抗原の断片を*クラスⅡMHC分子*にのせて*ヘルパーT細胞*に提示するとともに、ウイルス抗原の断片を*クラスⅠMHC分子*にのせて*細胞傷害性T細胞*へ提示して、彼らを活性化します（p.52）。

このようにして活性化した細胞傷害性T細胞はリンパ節から離れ、ウイルス感染の場へと向かいます。

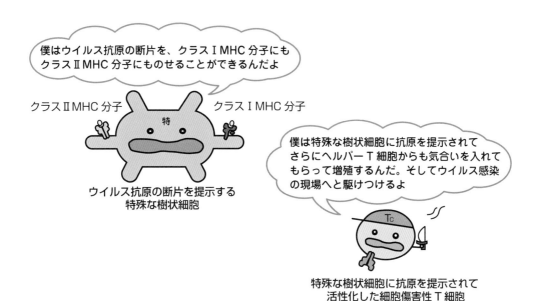

僕はウイルス抗原の断片を、クラスⅠMHC分子にもクラスⅡMHC分子にものせることができるんだよ

クラスⅡMHC分子　　クラスⅠMHC分子

ウイルス抗原の断片を提示する
特殊な樹状細胞

僕は特殊な樹状細胞に抗原を提示されてさらにヘルパーT細胞からも気合いを入れてもらって増殖するんだ。そしてウイルス感染の現場へと駆けつけるよ

特殊な樹状細胞に抗原を提示されて
活性化した細胞傷害性T細胞

第3段階　病原体感染の場での自然免疫応答と適応免疫応答の共同作業

　ウイルス感染の場へと到着した細胞傷害性 T 細胞は、ウイルス感染細胞を認識すると、これを傷害します。細胞傷害性 T 細胞に傷害されて細胞死を起こしたウイルス感染細胞は、マクロファージに食べられます。また、細胞死を起こしたウイルス感染細胞から、たとえウイルスがこぼれたとしても大丈夫です。細胞傷害性 T 細胞と同時にウイルス感染の場へと届いた抗体が、こぼれたウイルスをつかまえて無毒化してくれます。抗体のこのような作用は中和と呼ばれます（p.72）。

　こうしてみてきたように、自然免疫応答で活躍する樹状細胞が、適応免疫応答の主役となるヘルパー T 細胞や B 細胞そして細胞傷害性 T 細胞を呼び覚まし、ヘルパー T 細胞や抗体が自然免疫応答で活躍するマクロファージや、同じく自然免疫応答で働く役者たちである好中球や上皮細胞を助けるといった具合に、自然免疫応答と適応免疫応答とはお互いに協力し合っているのです。

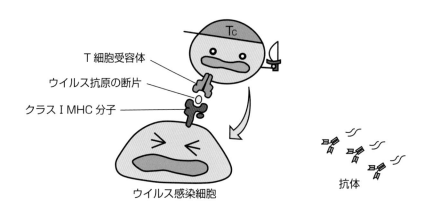

要点のまとめ　生体防御反応の全体像（ウイルス感染の場合）

● **第1段階**　病原体感染の場での自然免疫応答の発動
ウイルス感染細胞がインターフェロン-α、インターフェロン-β を出してウイルスの増殖を阻むとともに、炎症性サイトカインを出して援軍となる白血球を呼ぶ。
● **第2段階**　リンパ節での適応免疫応答の発動
ウイルスを細胞内に取り込んでリンパ節に駆け込んだ特殊な樹状細胞がクラスⅡ MHC 分子にウイルス抗原の断片をのせてヘルパー T 細胞に提示すると同時に、クラスⅠ MHC 分子にウイルス抗原の断片をのせて細胞傷害性 T 細胞に提示する。これによって細胞傷害性 T 細胞が活性化し増殖する。
● **第3段階**　病原体感染の場での自然免疫応答と適応免疫応答との共同作業
活性化した細胞傷害性 T 細胞が病原体感染の場に出馬してウイルス感染細胞を傷害する。細胞死を起こしたウイルス感染細胞はマクロファージによって貪食される。

● （その1）以下の図の空欄を埋めてください

生体防御反応の全体像
（細菌感染の場合）

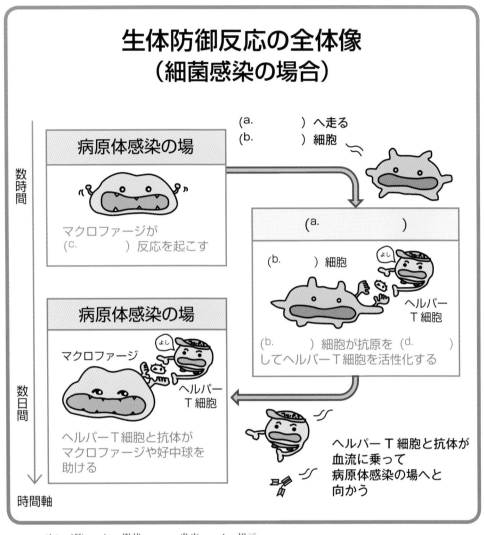

（a.　　　）へ走る
（b.　　　）細胞

病原体感染の場

マクロファージが
（c.　　　）反応を起こす

数時間

（a.　　　　　　）

（b.　　　）細胞

よし

ヘルパー
T 細胞

（b.　　　）細胞が抗原を（d.　　　）
してヘルパーT細胞を活性化する

病原体感染の場

マクロファージ

よし

ヘルパー
T 細胞

数日間

ヘルパーT細胞と抗体が
マクロファージや好中球を
助ける

ヘルパーT細胞と抗体が
血流に乗って
病原体感染の場へと
向かう

時間軸

a. リンパ節　　b. 樹状　　c. 炎症　　d. 提示

59

● **（その 2）空欄を埋めてください**

□ 上皮細胞による（¹　　　）的・（²　　　）的バリアーを突破
　してきた病原体に対しては、上皮細胞の下で門番をしている
　（³　　　）と（⁴　　　）細胞がこれを迎え撃つ

□（³　　　）は病原体が感染したその場にとどまり、（⁵　　　）
　反応を起こして（⁶　　　）や（³　　　）の前身である（⁷　　　）
　を呼び集めて、皆で病原体の（⁸　　　）を続ける

□（⁴　　　）細胞は、（⁹　　　）に駆け込み、（⁸　　　）した病
　原体の断片を T 細胞に見せて T 細胞を活性化する。この過程
　を（¹⁰　　　）と呼ぶ

□（¹⁰　　　）によって活性化したヘルパー T 細胞は増殖し、
　（⁹　　　）から出て病原体感染の場へと出馬する

□ 別のヘルパー T 細胞は（⁹　　　）に残り B 細胞に（¹¹　　　）
　を発射させる

□（⁹　　　）から出たヘルパー T 細胞や（¹¹　　　）が病原体
　感染場所に届きやすいのは、（³　　　）が（⁵　　　）を起こ
　すことによって血管がゆるんでいるからである

□ 病原体感染の場へ到着したヘルパー T 細胞は、（³　　　）か
　ら二度目の（¹⁰　　　）を受けてあらためて活性化し、（¹²　　　）
　や（¹³　　　）を活性化する

□ 病原体感染の場へ到着した抗体は、病原体に結合して（¹²　　　）
　や（¹³　　　）が（⁸　　　）しやすいようにする。これを（¹⁴　　　）
　と呼ぶ

1～2. 物理、化学（順
　　　は問わない）

3．マクロファージ
4．樹状
5．炎症
6．好中球
7．単球
8．貪食
9．リンパ節

10．抗原提示

11．抗体

12．マクロファージ
13．好中球

14．オプソニン化

貪食能と抗原提示能

●細胞たちの貪食能と抗原提示能

	好中球	マクロファージ	樹状細胞	B細胞
貪食能	あり	あり	あり	あり（最近判明！）
抗原を提示する能力（抗原提示能）	原則的になし	あり	あり	あり

　マクロファージと好中球は病原体の貪食を得意とする細胞で、「プロフェッショナル食細胞」と呼ばれることもあります。樹状細胞も病原体を貪食できますが、病原体をひたすら食べ続けるわけではなく、リンパ節へと駆け込んで、ヘルパーT細胞に抗原を提示して、彼の目を覚まします。すなわち、樹状細胞による貪食はいわば"味見"程度であり、抗原の断片をクラスII MHC分子にのせてヘルパーT細胞へ抗原提示することを樹状細胞は本業とします。

　なお、抗原の断片をクラスI MHC分子にのせて細胞傷害性T細胞に抗原を提示することのできる特殊な樹状細胞もいますが、断りのない場合には抗原提示とは、抗原の断片をクラスII MHC分子にのせてヘルパーT細胞への提示することを意味します。

　抗原提示能がある他の細胞としてマクロファージとB細胞があります。しかし、彼らは眠っているヘルパーT細胞を覚ますのではなく、樹状細胞によって目を覚ましてもらったヘルパーT細胞にあらためて抗原を提示して、ヘルパーT細胞の指示を仰ぎます。

　p.53でお話ししたようにB細胞も抗原を細胞内に取り込んで断片化します。ところで、「貪食」の正確な定義は光学顕微鏡で観察できる程度の大きさ（$0.5\,\mu m$以上）の粒子を細胞内に取り込むことであり、B細胞がそのような大きさの粒子を取り込む様子はこれまでに観察されてこなかったため、「B細胞には貪食能はない」と長年考えられてきました。しかしB細胞にも貪食能があること、つまり$0.5\,\mu m$以上の粒子を取り込むことができることが2018年に報告されました（EMBO Rep. 2018;19.e46016.）。免疫学の知識はこのように日々新しくなっています。

抗原提示能を有する細胞はどれか。3つ選べ。　　　　　　《標準レベル》

a　好酸球　　　　b　好中球　　　c　樹状細胞　　　　d　マクロファージ

e　Bリンパ球〈B細胞〉

（医師第108回G39、類題多数：医師第103回G29、薬剤師第105回問118、
歯科医師第112回C21、臨床検査技師第59回午後問79）

【解説】この問題のように「抗原提示能」という用語を断りなく使用する場合は
クラスⅡMHC分子に抗原断片をのせてヘルパーT細胞に提示することを意味
しています。抗原提示のある三人組として樹状細胞とマクロファージとB細胞
をおさえておきましょう。

【正答】c、d、e

もっと詳しく　リンパ節で分化するさまざまなヘルパーT細胞

さまざまなヘルパーT細胞	濾胞性ヘルパーT細胞（T_FH細胞）	1型ヘルパーT細胞（Th1細胞）	17型ヘルパーT細胞（Th17細胞）	2型ヘルパーT細胞（Th2細胞）
直轄の部隊として活性化される細胞	B細胞	マクロファージ	上皮細胞と好中球	好酸球

　樹状細胞によって抗原を提示され、増殖するヘルパーT細胞は、戦うべき病原体などの状況に応じてさまざまなヘルパーT細胞へと分化します。p.5でも触れましたがリンパ節に残ってB細胞の抗体産生を指揮するのは濾胞性ヘルパーT細胞（follicular helper T cell, T_FH）です。リンパ節から出て病原体感染の場に出馬するヘルパーT細胞で、マクロファージの活性化を得意とするのが1型ヘルパーT細胞（Th1細胞）で、上皮細胞や好中球の活性化を得意とするのが17型ヘルパーT細胞（Th17細胞）です。好酸球と呼ばれる寄生虫の攻撃を得意とする白血球を指揮する2型ヘルパーT細胞（Th2細胞）もあります。後天性免疫不全症候群（エイズ）が恐ろしいのは、これらのヘルパーT細胞たちのすべてが破壊されるため、免疫応答が総崩れとなるからです（p.4）。

「好きになる免疫学　第2版」参照頁
□　生体防御反応の全体像　p.13～14
□　細菌感染に対する応答　p.15～33
□　ウイルス感染に対する生体防御反応　p.55～66
□　さまざまなヘルパーT細胞　p.156～159

I型過敏反応

IgE クラスの抗体と マスト細胞（肥満細胞） による過剰作用

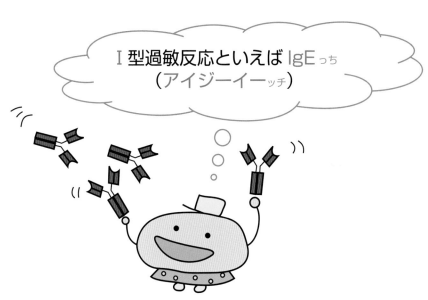

I型過敏反応といえば IgE っち
（アイジーイーッチ）

IgE クラスの抗体を拾い上げるマスト細胞（肥満細胞）

第1話から第6話までは生体防御反応としての免疫応答をみてきました。
第7話からはさまざまな疾患や生命現象と免疫応答とのかかわりについて
お話しします。はじめに適応免疫応答の過剰がかかわる疾患として、花粉症
に代表される I型過敏反応を取りあげます。

7.1 用語の定義から ——アレルギーと過敏反応

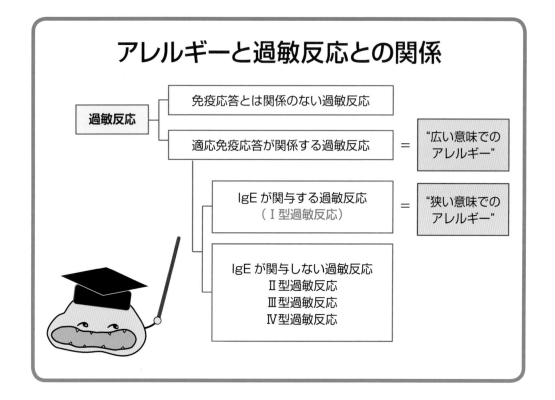

アレルギーと過敏反応との関係

過敏反応 ── 免疫応答とは関係のない過敏反応

適応免疫応答が関係する過敏反応 ＝ "広い意味での アレルギー"

IgE が関与する過敏反応 （Ⅰ型過敏反応） ＝ "狭い意味での アレルギー"

IgE が関与しない過敏反応 Ⅱ型過敏反応 Ⅲ型過敏反応 Ⅳ型過敏反応

　まず用語の定義を明確にしておきましょう。過敏反応とはある刺激に対する過剰な反応のことで、免疫応答とは関係のない過敏反応と、適応免疫応答が関係する過敏反応とがあります。

　前者の例として、乳糖分解酵素の活性が落ちているために、牛乳を飲むたびに下痢をしてしまう反応（乳糖不耐症）があります。

　また、後者の「適応免疫応答が関係する過敏反応」を広く「アレルギー」と定義する教科書がある一方で、これからお話しする IgE クラスの抗体が関与する過敏反応だけを「アレルギー」と定義する教科書もあるため、困惑してしまいます。この本では、「適応免疫応答が関係する過敏反応」を "広い意味でのアレルギー" と呼び、「IgE クラスの抗体が関与する過敏反応」を "狭い意味でのアレルギー" と呼んで話を進めましょう。"狭い意味でのアレルギー" はⅠ型過敏反応とも呼ばれ、IgE クラスの抗体が関与しないその他の過敏反応はⅡ型からⅣ型まで分類されます。

　第7話ではⅠ型過敏反応をみていきます。

7.2 Ⅰ型過敏反応

Ⅰ型過敏反応の主役──マスト細胞（肥満細胞）とIgE

　私たちの周りに飛び交うホコリや花粉などに対して、IgEクラスの抗体が作られるところから話は始まります。IgEにつかまえられる（認識される）抗原をアレルゲンと呼びます。

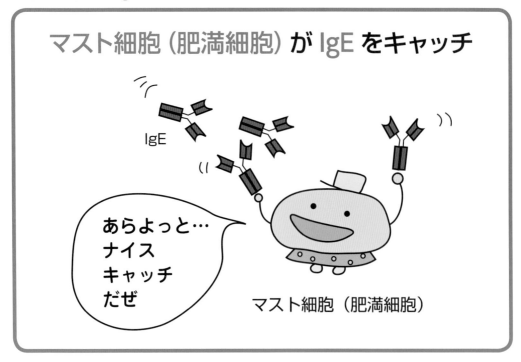

　Ⅰ型過敏反応の主役はマスト細胞（肥満細胞）とIgEです。マスト細胞は、マクロファージや樹状細胞（p.50）と同じく、外界に接する上皮細胞のすぐ下の組織で門番をしています。そして、たとえば花粉に対してB細胞から発射されたIgEクラスの抗体は、マスト細胞に拾われます。

つらい症状の原因——化学伝達物質

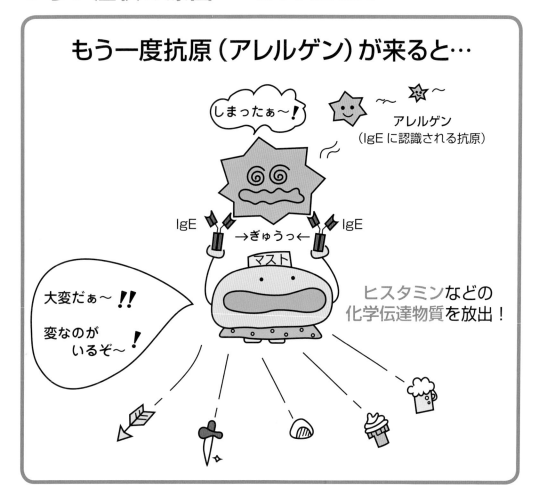

もう一度抗原（アレルゲン）が来ると…

しまったぁ～！

アレルゲン
（IgEに認識される抗原）

IgE　　→ぎゅうっ←　　IgE

マスト

大変だぁ～‼

変なのが
いるぞ～！

ヒスタミンなどの
化学伝達物質を放出！

　マスト細胞（肥満細胞）は中に比較的大きな顆粒をもっています。その顆粒の中にはヒスタミンやセロトニンといった秘密兵器、すなわち化学伝達物質が隠されています。そして、IgEを拾ったマスト細胞は、もう一度同じ抗原（アレルゲン）が侵入してくると、IgEを2本のフォークのように使ってアレルゲンをつかまえて、秘密兵器である化学伝達物質を放出します。

　化学伝達物質のなかでも代表的なヒスタミンは、周囲の細胞の表面にあるヒスタミン受容体に結合します。細胞は、これを刺激としてさまざまな反応をして異物を排除しようとします。この反応が花粉症の場合には、くしゃみや目のかゆみとして表れます。その他、ヒスタミンは発疹や呼吸困難の原因にもなります。

Ⅰ型過敏反応の5つの例

Ⅰ型過敏反応が生じる場所と具体例 重要

- 鼻の粘膜で　　　　　　　　　　⇒　アレルギー性鼻炎
- 気管支で　　　　　　　　　　　⇒　気管支喘息
- 皮膚で　　　　　　　　　　　　⇒　蕁麻疹
- 食物抗原に対して複数の臓器で　⇒　食物アレルギー
- 複数の臓器に全身性に生じて重篤　⇒　アナフィラキシー

　Ⅰ型過敏反応の具体例は大切です[*1]。花粉などに対して鼻の粘膜で生じたⅠ型過敏反応が**ア**
レルギー性鼻炎であり、Ⅰ型過敏反応の代表例です。ハウスダストなどに対して気管支でⅠ型
過敏反応が生じれば**気管支喘息**となります。**蕁麻疹**は皮膚で生じたⅠ型過敏反応の例です。食
物抗原に対して皮膚、口腔粘膜、気管支、腸管など複数の臓器で反応が起こるのが**食物アレル**
ギーです。そして**アナフィラキシー**とは「アレルゲン等の侵入により、複数臓器に全身性にア
レルギー症状が惹起され、生命に危機を与え得る過敏反応」と定義され、**アナフィラキシー**
ショックとは「アナフィラキシーに血圧低下や意識障害を伴う場合」と定義されています[*2]。
アナフィラキシーによって血圧が低下するのは、マスト細胞（肥満細胞）から放出される化学
伝達物質が全身の血管に作用して、血管がゆるむからです（血管拡張と血管透過性亢進）。

[*1]　上の例のうち気管支喘息、蕁麻疹、食物アレルギー、アナフィラキシーはいずれもIgEが関与する場合と
関与しない場合が知られています。アレルギー性鼻炎に関してもIgEの関与しない例が少ないながら報告され
ています。
[*2]　日本アレルギー学会　アナフィラキシーガイドライン2014

国家試験での問われ方

1年前にハチに刺された人が再びハチに刺された。起こる可能性のあるアレ
ルギー反応はどれか。　　　　　　　　　　　　　　　　《標準レベル》
1.　Ⅰ型アレルギー　　　　2.　Ⅱ型アレルギー　　　　3.　Ⅲ型アレルギー
4.　Ⅳ型アレルギー

（看護師第102回午後問46）

【解説】「ハチに二度刺されると危険」と広く知られているように、ハチ毒に対す
る過敏反応（問題文では「アレルギー反応」）はアナフィラキシーの典型例です。
そして、アナフィラキシーはⅠ型過敏反応（問題文では「Ⅰ型アレルギー」）の例
です。

【正答】1

画一的ではない I 型過敏反応の治療

I 型過敏反応　治療の要点

- アレルギー性鼻炎と蕁麻疹には抗ヒスタミン薬が有効だが、気管支喘息とアナフィラキシーショックに対しては抗ヒスタミン薬は第一選択薬ではない
- 気管支喘息の治療薬は症状を予防する薬と発作を抑える治療薬の二本立て
  ⇒ 喘息発作がなくても予防する薬を続けるよう指導する
- アナフィラキシーショック治療の第一選択はアドレナリンの筋肉内注射

　ヒスタミンはマスト細胞（肥満細胞）が放出する代表的な化学伝達物質で、蕁麻疹とアレルギー性鼻炎に対しては抗ヒスタミン薬が有効ですが、気管支喘息とアナフィラキシーに対して抗ヒスタミン薬は第一選択薬とならないことに注意してください。

　気管支喘息の治療は予防薬と発作を抑える薬の二本立てであることがポイントです。喘息の発作がない時期でも予防する薬を続けるように指導することが大切です。

　アナフィラキシーショック治療の第一選択はアドレナリンの筋肉内注射であることは最も重要な知識の一つです。

国家試験での問われ方

アナフィラキシーショックに対して最も即効性があるのはどれか。

《標準レベル》

1. 塩化カリウム　　2. テオフィリン　　3. アドレナリン
4. プレドニゾロン　　5. 硫酸マグネシウム

(看護師第 98 回午後問 82)

【解説】アナフィラキシーショックに対して最も即効性があるのはアドレナリンです。代表的なステロイドであるプレドニゾロンはアナフィラキシーショックに対する第二選択薬として検討されることもありますが、ステロイドの効果が発現するまでには時間がかかりますので、発症後数時間の救命効果はありません。

【正答】　3

アナフィラキシーショックにおけるアドレナリンの投与経路として適切なのはどれか。 《標準レベル》

a　皮下　　　b　皮内　　　c　筋肉内　　　d　骨髄内　　　e　気管内

(医師第 109 回 H11、類題：看護師第 103 回午後問 62、医師第 114 回 A1)

【解説】「アナフィラキシーショックに対してはアドレナリンの筋肉内注射」。これは必須の知識です。

【正答】c

● I 型過敏反応の病態生理について以下の空欄を埋めてください

抗原に対して Ig（¹　　　）クラスの抗体が産生される

→ Ig（¹　　　）クラスの抗体が（²　　　）細胞に拾われる

→同じ抗原が二度目に来ると、（²　　　）細胞が Ig（¹　　　）を 2 本のフォークのように使って抗原をつかまえて、（³　　　）を放出する

● 代表的な（³　　　）として（⁴　　　）があるが、抗（⁴　　　）薬が第一選択薬にならない I 型過敏反応もある

● I 型過敏反応の例を 5 つ挙げてください

（⁵　　　　　　　　　　）

（⁶　　　　　　　　　　）

（⁷　　　　　　　　　　）

（⁸　　　　　　　　　　）

（⁹　　　　　　　　　　）

● アナフィラキシーショック治療の第一選択は（¹⁰　　　）の（¹¹　　　）内注射である

1．E

2．マスト（「肥満」でも可）

3．化学伝達物質

4．ヒスタミン

（5 〜 9 は順は問わない）
5．アレルギー性鼻炎
6．蕁麻疹
7．気管支喘息
8．食物アレルギー
9．アナフィラキシー

10．アドレナリン
11．筋肉

国家試験での問われ方

《標準レベル》

I 型アレルギーに関する記述のうち、正しいのはどれか。2 つ選べ。

1．I 型アレルギーの原因となる IgE は、主としてヘルパー T 細胞により産生される。

2．I 型アレルギーでは、ヒスタミンが B 細胞内の顆粒から放出される。

3．アレルゲンに対して産生された IgE は、肥満細胞上の特異的受容体と結合する。

4．ウルシによる接触性皮膚炎は、I 型アレルギーに分類される。

5．花粉、ダニ、ハウスダストなどが抗原となって IgE が産生され、感作された状態では、同じ抗原が再度侵入した時に I 型アレルギーの症状があらわれる。

(薬剤師第 101 回問 120)

【解説】 I 型過敏反応（問題文では I 型アレルギー）に関する総合問題です。

1（×）　IgE は B 細胞（より正確には形質細胞）から産生されます。

2（×）　ヒスタミンを細胞内の顆粒から放出するのはマスト細胞（肥満細胞）です（p.66）。

4（×）　ウルシかぶれに代表される接触皮膚炎（問題文では接触性皮膚炎）に関与する過敏反応は、I 型ではありません（p.86 で説明する IV 型過敏反応です）。

3（○）と 5（○）は記載のとおりです（p.65 〜 66）。

【正答】3 と 5

即時性過敏反応*と遅発相反応

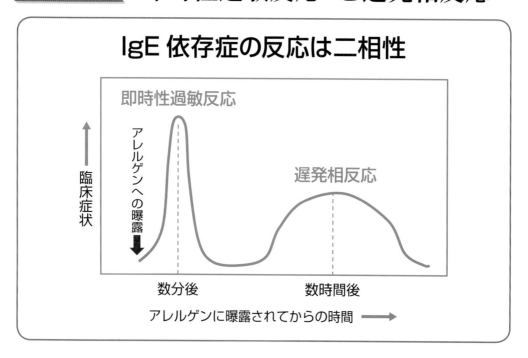

IgE 依存症の反応は二相性

即時性過敏反応

遅発相反応

臨床症状

アレルゲンへの曝露

数分後　　　　　　　　　　数時間後

アレルゲンに曝露されてからの時間

　第7話ではⅠ型過敏反応、すなわち IgE で抗原（アレルゲン）をとらえて興奮したマスト細胞（肥満細胞）が引き起こす反応をみてきました。この反応は数分以内に始まり、1時間以内に終わるため即時性過敏反応（immediate hypersensitivity reaction）とも呼ばれます。そして、この後にも遅れて反応が起こり遅発相反応（late-phase reaction）と呼ばれます。それは、興奮したマスト細胞によって呼び出された白血球たちによって引き起こされる炎症反応です（p.10）。なかでも好酸球と呼ばれる白血球と、好酸球の働きを助けるヘルパー T 細胞（2 型ヘルパー T 細胞）が参与します。好酸球は本来寄生虫の攻撃を得意とする白血球で、中にもつ顆粒が酸性の染色液で染まるためその名で呼ばれていますが、寄生虫を攻撃するほどの武器が周囲に放出されることで組織が傷害されます。このような遅発相反応が繰り返されると慢性の炎症となります。

　なお、前半の即時性過敏反応だけをⅠ型過敏反応と定義する教科書と、即時性過敏反応と遅発相反応を合わせてⅠ型過敏反応と定義する教科書とがありますが、大切なのはⅠ型過敏反応の定義そのものよりも、IgE 依存性の反応が即時性過敏反応と遅発相反応との二相性になることを理解することです。

*図と用語はアバス-リックマン-ピレ著、分子細胞免疫学 原著第 9 版、エルゼビア・ジャパン、2018 年、p.471 を参考にしました。なお、"immediate hypersensitivity reaction" は「即時型過敏反応」と翻訳されることが多いのですが、ここでは「即時性過敏反応」と翻訳しました。"immediate-type hypersensitivity reaction" と表記される学術用語も確かにありますが、"immediate hypersensitivity reaction" のほうが現在学術用語として普及しているからです。これに対して "delayed-type hypersensitivity reaction" という用語（p.90 で解説します）においては "type（型）" を残した表記が普及しています。言葉は生きていますから日々変わりうるとはいえ、初学者にとっても専門家にとっても理解に苦しむところです。

「好きになる免疫学　第 2 版」参照頁
□　アレルギーと過敏反応　p.148 〜 149
□　IgE とマスト細胞（肥満細胞）　p.150 〜 153

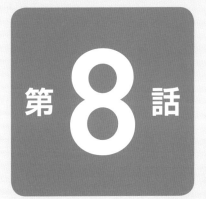

第 **8** 話 II型過敏反応と III型過敏反応

IgG（もしくは IgM）クラスの
抗体による過剰作用

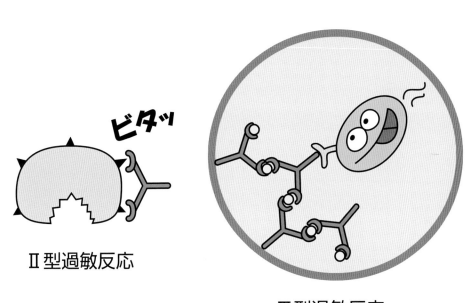

ビタッ

II型過敏反応

III型過敏反応

第7話では IgE とマスト細胞（肥満細胞）が関与する I 型過敏反応をみて
きました。第8話では IgG（もしくは IgM）クラスの抗体の過剰作用によ
る反応である II 型過敏反応と III 型過敏反応を取り上げます。その前に、そも
そも IgG（もしくは IgM）クラスの抗体はどのような作用をするのかを学
びましょう。

8.1 抗体の3つの働き

病原性のある部分を覆い隠す──中和

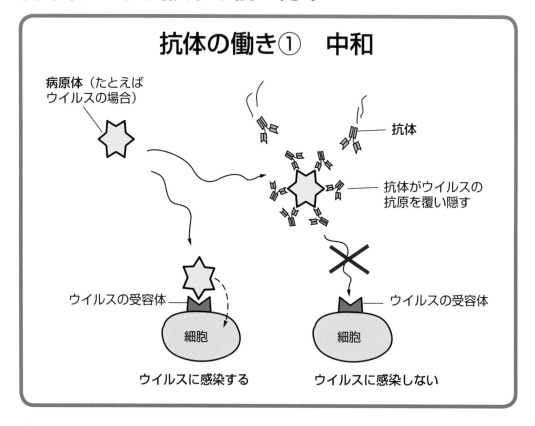

抗体の働き① 中和

病原体（たとえば
ウイルスの場合）

抗体

抗体がウイルスの
抗原を覆い隠す

ウイルスの受容体

ウイルスの受容体

細胞

細胞

ウイルスに感染する

ウイルスに感染しない

抗体の第一の働きは抗原を覆い隠す**中和**です。たとえばウイルスの場合、抗体がウイルスの抗原を覆い隠すことによってウイルスが細胞の中に感染しないようにしてくれます。

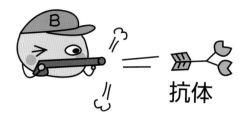

抗体

おいしそうだから食べちゃおう──オプソニン化

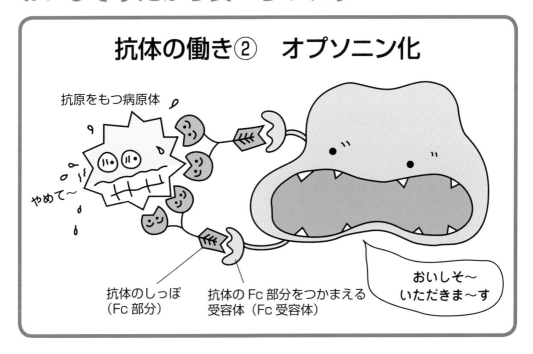

抗体の働き②　オプソニン化

抗原をもつ病原体

やめて〜

抗体のしっぽ
（Fc 部分）

抗体の Fc 部分をつかまえる
受容体（Fc 受容体）

おいしそ〜
いただきま〜す

　抗体の第2の働きは抗原に味付けをする**オプソニン化**です。オプソニン化とは「バターを広げるように」"味付け"をすることです*。すなわち、オプソニン化された抗原は**マクロファージ**や**好中球**の食欲をそそります。好中球は血液中を流れる白血球の中でも最も多い白血球ですが、病原体が侵入した組織で活性化したマクロファージに呼び出された好中球は、マクロファージと一緒になって病原体を貪食します（p.21）。特に抗体で味付け（オプソニン化）された病原体をマクロファージと好中球は好んで貪食します。なお、オプソニン化することができる抗体は IgG クラスの抗体が主です（記憶術：IgG 味付け）。IgG クラス以外の抗体によるオプソニン化については教科書的な知識ではありません。

*オプソニン（opsonin）の用語は 1903 年にイギリスの細菌学者 A.E. ライト（Almroth Edward Wright, 1861 〜 1947 年）によって創られました。それはギリシャ語 *opsōnein*（食料を買う）に由来する用語です。この用語をわかりやすく「バターを塗り広げるようなこと」に喩えたのは、ライトと同じ時代を生きた文豪バーナード・ショー（George Bernard Shaw, 1856 〜 1950 年）です。（William S. Haubrich, Medical Meanings: A Glossary of Word Origins, 2nd ed. American College of Physicians 2003）

抗体の働きを補完する補体の活性化

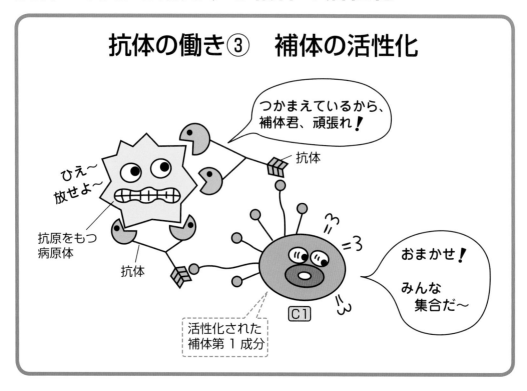

抗体の第3の働きは、補体と呼ばれる分子集団を活性化することです。補体は抗体の働きを補完するタンパク質です。抗原に抗体が結合すると、まず補体第1成分が活性化され、次に第4成分が活性化され…とドミノ倒しのような反応が起こります。補体は英語で"complement"ですので、その頭文字をとって補体の第1成分はC1、第4成分はC4…などの略称で呼ばれます。

もっと詳しく　補体（complement）の名の由来

　補体（complement）は抗体の働きを補完する分子集団です。補体が働いてはじめて抗体は働きを完結（complete）するのです。補体（ドイツ語でKomplement）の名は抗体（antibody、ドイツ語でAntikörper）やマスト細胞（mast cell、ドイツ語でMastzelle）の名づけ親としても名高いはパウル・エールリヒ（Paul Ehrlich、1854 ～ 1915年）によって名づけられました。それを抗体の「体」とかけて「補体」と訳したのは名訳の一つだと思います。

味つけ、伝令、膜侵襲——補体たちの役割分担

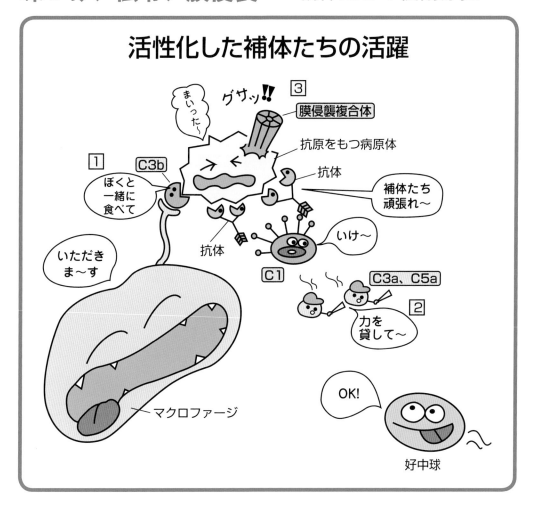

活性化した補体たちの活躍

　このように活性化した補体のうち、あるもの（C3b）はワサビのように抗原を味付け（オプソニン化）します。またあるもの（C3aとC5a）は好中球などの白血球を呼び出す伝令者として働きます。そしてあるもの（C5b、C6、C7、C8、C9）は集合・合体して膜侵襲複合体となり、抗原をもつ病原体に穴を開けます。膜侵襲複合体をつくる補体成分の多くはこん棒のような形をしています（記憶術：膜侵襲複合体は英語で membrane attack complex、こん棒（5b〜）のようにアタック（9）する）。

　以上の３つのしくみ（中和、オプソニン化、補体の活性化）によって抗体は抗原を排除するのです。

要点のまとめ 抗体の働き

● 中和
● オプソニン化（IgG が主体）
● 補体の活性化

補体のまとめ

補体大集合！

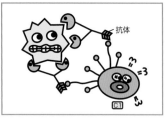

C1…補体活性化のドミノ倒しの火付け役
C1 は IgG の Y の字が 2 つ以上抗原に結合すると
反応する。IgM は 5 つの Y の字があるため
IgM が抗原に結合すると速やかに C1 が反応する

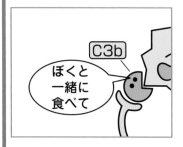

C3b…抗原に味付けをするワサビ
（オプソニン化する働きがある）

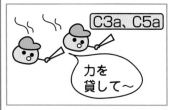

C3a、C5a…好中球を呼び寄せる伝令者
マスト細胞（肥満細胞）を活性化して
ヒスタミンなどの化学伝達物質を放出
させる作用もあるため、
アナフィラトキシンとも呼ばれる

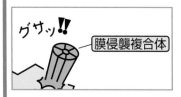

膜侵襲複合体（C5b、C6、C7、C8、C9）
…これらの補体成分の多くはこん棒のような
形をしていて、彼らが合体して膜侵襲複合体
になると、抗原をもつ病原体や細胞（赤血球
など）に穴を開ける

　さまざまな補体が登場したのでここで整理しておきましょう。

　抗原に抗体が結合すると補体の第 1 成分（C1）が活性化されます。このとき実は抗体の Y の字の "しっぽ" の部分（Fc 部分、しっぽ）が 2 つ以上近づくことが必要です。IgG は 1 つ 1 つが Y の字の形をしていて、抗原に結合した IgG の Fc 部分が 2 つ以上近づくには時間がかかります。ところが IgM の場合はすでに 5 つの Fc 部分が近づいているため、抗原に結合するだけで速やかに C1 を活性化します。つまり、**補体を活性化するスピードは IgG ＜ IgM と**いうことになります。

　C1 の活性化に続いて生じる捕体の活躍ぶりは上の図に示したとおりですが、最近解明された膜侵襲複合体の立体構造については p.126 で紹介します。

8.2 Ⅱ型過敏反応とⅢ型過敏反応 ──対比させて覚えよう

いまみてきた、抗体と補体の作用が過剰になったのが、Ⅱ型過敏反応とⅢ型過敏反応です。

細胞や組織を直接傷害──Ⅱ型過敏反応

Ⅱ型過敏反応

・IgG（もしくはIgM）クラスの抗体による

・細胞の表面や細胞間に固定している抗原に対して
　抗体が結合することによって細胞や組織が傷害される

（例）ABO血液型不適合輸血による急性溶血性輸血副作用
　　　や自己免疫性溶血性貧血

　赤血球の表面タンパクに抗体が結合することによって
　赤血球が傷害される

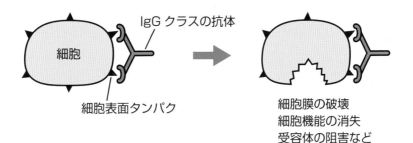

　まずⅡ型過敏反応についてみてみましょう。Ⅱ型過敏反応においては、IgG（もしくはIgM）クラスの抗体が細胞表面や組織に固定したタンパク質に結合することで生じる細胞傷害/組織傷害で、ABO血液型不適合輸血による急性溶血性輸血副作用や自己免疫性溶血性貧血があります。

免疫複合体の形成と沈着──Ⅲ型過敏反応

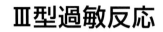

Ⅲ型過敏反応

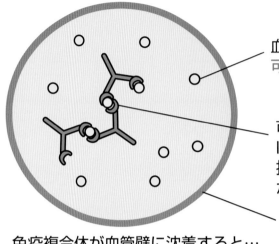

血液中に溶けている
可溶性抗原

可溶性抗原とそれに対する
IgG もしくは IgM クラスの
抗体が結合して免疫複合体
ができる

血管壁

免疫複合体が血管壁に沈着すると…

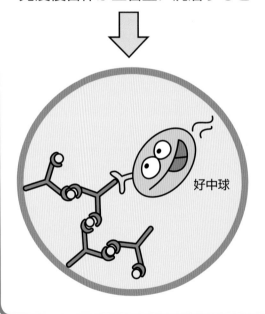

好中球

免疫複合体が沈着した場で
補体が活性化し、好中球が
呼び出される

呼び出された好中球は
消化酵素や活性酸素などを
放出して周囲の組織を傷害
する

　Ⅲ型過敏反応も IgG（もしくは IgM）クラスの抗体による過剰作用の結果として生じます。
Ⅲ型過敏反応においては血液中に溶けている抗原（可溶性抗原）に対して抗体が結合すること
で免疫複合体が形成され、免疫複合体が沈着した場所で組織傷害が起こります。

（参考）Vinay Kumar, Abul Abbas, Jon Aster, Robbins Basic Pathology 10th ed. ELSEVIER, 2017, p.135 Fig 5-15

Ⅱ型過敏反応とⅢ型過敏反応の違いは？

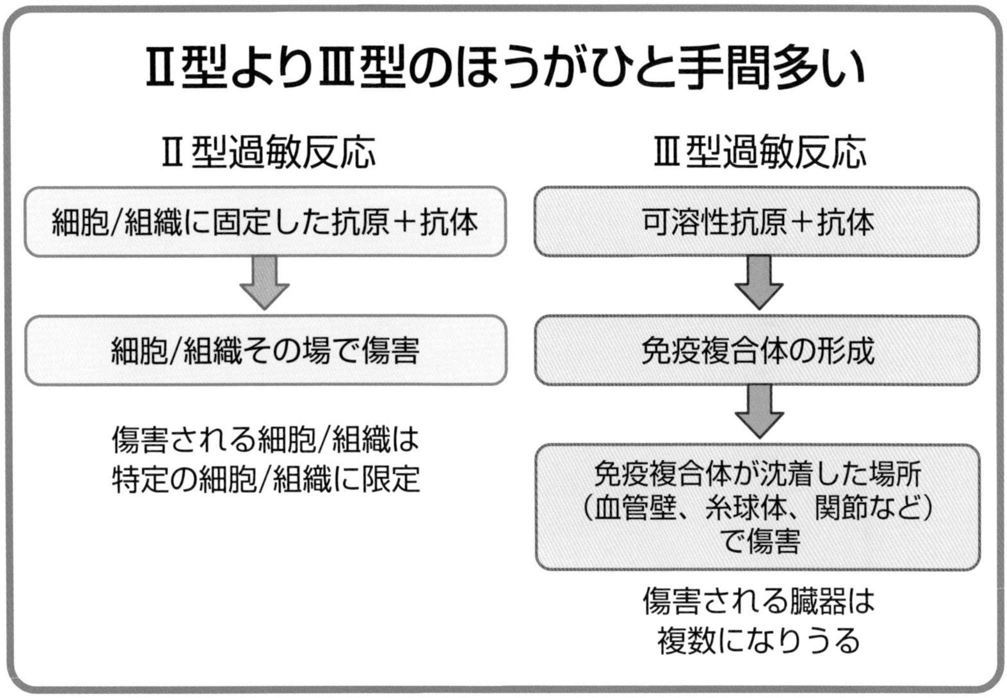

Ⅱ型よりⅢ型のほうがひと手間多い

Ⅱ型過敏反応

細胞/組織に固定した抗原＋抗体

↓

細胞/組織その場で傷害

傷害される細胞/組織は
特定の細胞/組織に限定

Ⅲ型過敏反応

可溶性抗原＋抗体

↓

免疫複合体の形成

↓

免疫複合体が沈着した場所
（血管壁、糸球体、関節など）
で傷害

傷害される臓器は
複数になりうる

　ここでⅡ型過敏反応とⅢ型過敏反応とを対比させてみましょう。Ⅲ型のほうがⅡ型よりもひと手間（免疫複合体の形成）多いことがわかります。また、Ⅱ型過敏反応は抗原のあるその場で起きるため、傷害される細胞/組織は特定の細胞/組織に限定されますが（たとえば自己免疫性溶血性貧血であれば傷害は赤血球に限定）、Ⅲ型過敏反応で傷害される場は免疫複合体が沈着した場所ですので、傷害は腎臓や関節など複数の臓器/組織に及びます。

国家試験での問われ方

免疫複合体が組織に沈着することによって引き起こされるアレルギー反応の型はどれか。1つ選べ。　　　　　　　　　　　　　　　　《標準レベル》
1. Ⅰ型　　　　2. Ⅱ型　　　　3. Ⅲ型　　　　4. Ⅳ型
5. Ⅰ型とⅡ型の複合型

(薬剤師第104回問64)

【解説】免疫複合体が組織に沈着することによって生じる過敏反応(問題文では「アレルギー反応」)はⅢ型です。

【正答】3

ABO 血液型 *

● ABO 血液型とそれに対する IgM クラスの抗体

A 型	B 型	AB 型	O 型
Ⓐ	Ⓑ	Ⓐ Ⓑ	
A 抗原アリ B 抗原ナシ	A 抗原ナシ B 抗原アリ	A 抗原アリ B 抗原アリ	A 抗原ナシ B 抗原ナシ
✳	✳		✳ ✳
抗 A 抗体ナシ 抗 B 抗体アリ	抗 A 抗体アリ 抗 B 抗体ナシ	抗 A 抗体ナシ 抗 B 抗体ナシ	抗 A 抗体アリ 抗 B 抗体アリ

　血液型が A（B）型の人は、赤血球の表面に A（B）抗原をもち、血清中に B（A）抗原に対する IgM クラスの抗体をもちます。血液型が AB 型の人は、赤血球の表面に A 抗原と B 抗原の両者をもち、血清中には抗 A 抗体も抗 B 抗体ももちません。そして血液型が O 型の人は、赤血球の表面に A 抗原も B 抗原ももたず、血清中に抗 A 抗体と抗 B 抗体の両者をもちます。このような法則はランドシュタイナーの法則と呼ばれます。

＊「ABO 血液型」という用語は「ABO 式血液型」と表記されることもありますが、ここでは日本輸血・細胞治療学会の表記に倣いました。

詳細解説　ABO 血液型不適合輸血はなぜ危険か？

　補体のまとめの解説で、IgM クラスの抗体は IgG クラスの抗体よりも速やかに補体を活性化するという話をしました（p.76）。たとえば、血液型が A 型の人に B 型の赤血球を輸血すると、IgM クラスの抗体が B 型の赤血球抗原に結合して補体を速やかに活性化します。その結果赤血球の表面上で膜侵襲複合体ができて赤血球が壊れます（溶血）。破壊された赤血球からは、中にあるヘモグロビンが流れ出します。ヘモグロビンは赤血球の中にあるときには酸素を組織に運ぶ有用なタンパク質ですが、細胞の外に出たヘモグロビンは腎臓に傷害を与えます。

　また、活性化した補体のあるもの（C3a と C5a）はマスト細胞（肥満細胞）を活性化して、ヒスタミンなどの化学伝達物質を放出させます。その結果全身の血管がゆるむため、血圧が下がります。このように C3a と C5a はアナフィラキシーショック（p.67）に似た反応を起こすため、アナフィラトキシンと呼ばれます（p.76）。

　ABO 血液型不適合輸血が重篤な反応をもたらすのは、以上のように IgM クラスの抗体が補体を速やかに活性化するからです。

Ⅲ型過敏反応の例①──血清病

血清病の病態生理

ジフテリア菌の毒素をウマに接種する

ウマがジフテリア菌の毒素に対する抗体を作る

ウマが作った抗体を含む血清（抗血清）を
ジフテリア菌に感染された人に注射する
（ジフテリア菌に感染された人にとっては受動免疫）

ウマ由来の抗体に対する抗体をその人が作ると
免疫複合体が形成されてⅢ型過敏反応を起こす（血清病）

　Ⅲ型過敏反応の古典的な例として、異種の動物に由来する血清などを注射することで免疫複合体が形成され、それが全身の血管に沈着することで生じる血清病があります。たとえばジフテリア菌*に感染された人に対する治療として、ジフテリア菌の毒素を注射したウマに作らせた抗体を含む血清（抗血清）を注射する方法があります。ジフテリア菌に感染された人にとっては受動免疫（p.34）となります。しかし、ウマが作った抗体はヒトにとっては異物ですので、ウマ由来の抗体に対する抗体が作られることがあります。ウマ由来の抗体と、それに対する抗体が免疫複合体を形成するとⅢ型過敏反応が生じます。

＊ジフテリアはジフテリア菌の感染によって生じる疾患で、ジフテリア菌の産生する毒素により心筋炎などを生じることがあります。ジフテリア菌の毒素をヒト以外の動物に接種し、毒素に対する抗体をその動物に作らせ、その抗体を含む動物の血清（抗血清）をジフテリア菌に感染した人に注射する治療法は、1890年にベーリングと北里柴三郎によって開発されました（北里柴三郎、『實布垤利亜及虎列剌病治療成績報告』、伝染病研究所、1895年）。

Ⅲ型過敏反応の例②——糸球体腎炎

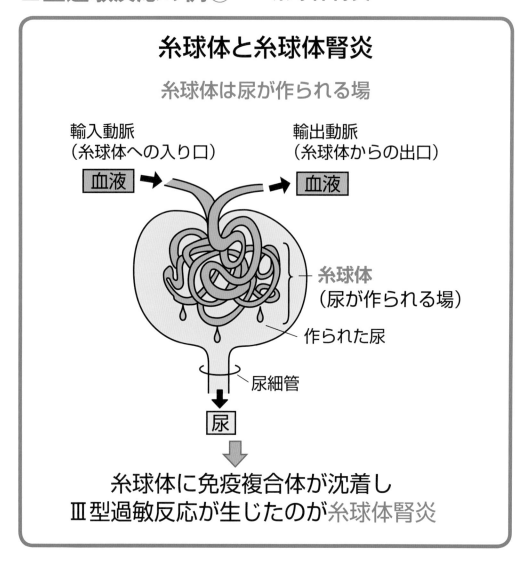

糸球体と糸球体腎炎

糸球体は尿が作られる場

輸入動脈
（糸球体への入り口）
血液 ➡

輸出動脈
（糸球体からの出口）
➡ 血液

糸球体
（尿が作られる場）

作られた尿

尿細管

尿

糸球体に免疫複合体が沈着し
Ⅲ型過敏反応が生じたのが糸球体腎炎

　Ⅲ型過敏反応の重要な例として糸球体腎炎があります。糸球体は尿を作り出す場所で、図のように血管が入り組んだ構造をしており、免疫複合体が沈着しやすいのです。

II型とⅢ型過敏反応をきたす例——全身性エリテマトーデス

多種類の自己抗体による多臓器への傷害

多種類の自己抗体産生

自己抗体による
直接的な細胞への傷害
Ⅱ型過敏反応

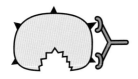

例：自己免疫性溶血性貧血

免疫複合体が沈着
した場所での傷害
Ⅲ型過敏反応

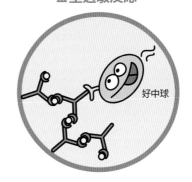

好中球

例：糸球体腎炎（ループス腎炎）

　Ⅱ型過敏反応とⅢ型過敏反応の両方を起こす疾患があります。それは**全身性エリテマトーデ**スと呼ばれる疾患です。全身性エリテマトーデスにおいては、さまざまな自分のからだの成分（**自己抗原**）に対する**自己抗体**が産生されます。その結果として自己抗体による**Ⅱ型過敏反応**やⅢ型過敏反応が生じます。なかでもⅢ型過敏反応によって生じる**糸球体腎炎**が生命予後に影響を与える病変として重要で、**ループス腎炎**と呼ばれます。

国家試験での問われ方

Ⅲ型アレルギー反応が関与するのはどれか。2つ選べ。　　《標準レベル》
1.　花粉症　　　2.　血清病　　　3.　ループス腎炎
4.　臓器移植後拒絶反応　　　5.　自己免疫性溶血性貧血
（臨床検査技師第53回午後問55）

【解説】 Ⅲ型過敏反応（問題文ではⅢ型アレルギー反応）が関与する例として**血清病**（p.81）と**糸球体腎炎**（p.82）、特に**ループス腎炎**があります。
1（×）　花粉症（アレルギー性鼻炎）はⅠ型過敏反応による疾患です（p.67）。
4（×）　臓器移植後拒絶反応（正確には急性拒絶反応）のおもな機序はⅣ型過敏反応で、p.88で説明します。
5（×）　自己免疫性溶血性貧血はⅡ型過敏反応よる疾患です（p.77）。

【正答】 2と3

●以下の空欄を埋めてください

	Ⅱ型過敏反応	Ⅲ型過敏反応
抗原	細胞/組織に(¹　　　)した抗原	(²　　　)性抗原
抗体	Ig (³　　) もしくは Ig (⁴　　) クラスの抗体	
病態	抗体が結合した場所で組織傷害が起きる	(⁵　　　) が沈着した場所で組織傷害が起きる
疾患の例	ABO 血液型不適合輸血による急性溶血性輸血副作用 (⁶　　　　　　　)	(⁷　　　　　　　　　) (⁸　　　　　　　　　)

1．固定　　2．可溶　　3．G　　4．M（3と4は順を問わない）
5．免疫複合体　　6．自己免疫性溶血性貧血　　7．血清病
8．糸球体腎炎（7と8は順を問わない）

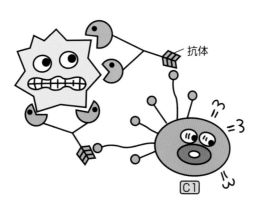

抗体

「好きになる免疫学　第2版」参照頁
☐　抗体の働き　p.84 ～ 86
☐　補体の働き　p.86 ～ 87
☐　Ⅱ型過敏反応　p.161
☐　Ⅲ型過敏反応　p.162

IV型過敏反応

第 9 話

細胞性免疫の過剰

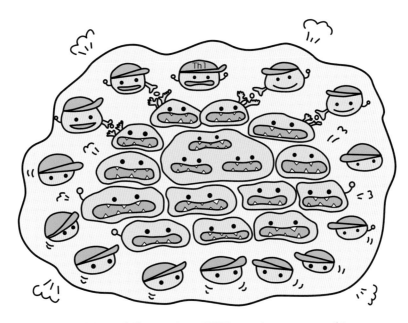

結核菌を消化しようと頑張るマクロファージと
周りから応援する 1 型ヘルパー T 細胞

これまでに I 型から III 型までの過敏反応について話してきました。 I 型は
IgE クラスの抗体が深く関与し、 II 型と III 型過敏反応は IgG もしくは IgM
クラスの抗体が関与する過敏反応でした。これに対して IV 型過敏反応は抗体
が関与しない過敏反応、すなわち細胞性免疫の過剰です。第 9 話では IV 型
過敏反応についてみていきます。

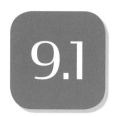

9.1 Ⅳ型過敏反応
──細胞性免疫の過剰

４つの例とその記憶術

Ⅳ型過敏反応の例

重要

- 結核菌に対する免疫応答
- ツベルクリン反応
- 移植（しょく）片急性拒絶反応
- 接触（しょく）皮膚炎

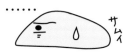

Ⅳ型過敏反応は細胞性免疫の過剰です。Ⅳ型過敏反応の例として上の４つが大切です。

国家試験での問われ方

ツベルクリン反応の機序はどれか。　　　　　　　　　　　　　《標準レベル》
1. Ⅰ型アレルギー　　　　2. Ⅱ型アレルギー　　　　3. Ⅲ型アレルギー
4. Ⅳ型アレルギー
　　　　　　　　　　　　　　　　　　　　　　　（看護師第 95 回午後問 18）

【解説】Ⅳ型過敏反応（問題文では「Ⅳ型アレルギー」）の典型例を４つ覚えてお
けばクリアできます。ツベルクリン反応については p.90 で詳しく説明します。
　　　　　　　　　　　　　　　　　　　　　　　　　　　　　　　【正答】4

接触性皮膚炎の原因となるアレルギー反応で正しいのはどれか。
　　　　　　　　　　　　　　　　　　　　　　　　　　　　　《標準レベル》
1. Ⅰ型　　　2. Ⅱ型　　　3. Ⅲ型　　　4. Ⅳ型　　　5. Ⅴ型
　　　　　　　　　　　　　　　　　　　　　　　（看護師第 105 回午前問 70）

【解説】「ウルシかぶれ」に代表される「接触性皮膚炎」は近年「接触皮膚炎」と
表記されます（日皮会誌：130、523、2020）。接触皮膚炎に関与する過敏反応はⅣ型
です。
　　　　　　　　　　　　　　　　　　　　　　　　　　　　　　　【正答】4

Ⅳ型アレルギーはどれか。　　　　　　　　　　　　　　　　　《標準レベル》
a　血清病　　　　b　気管支喘息　　　　c　接触性皮膚炎
d　自己免疫性溶血性貧血　　　　e　全身性エリテマトーデス〈SLE〉
　　（医師第 103 回 A11、類題：医師第 107 回 G14、臨床検査技師第 58 回午前問 84）

【解説】a（×）　血清病はⅢ型過敏反応による疾患です（p.81）。
b（×）　気管支喘息はⅠ型過敏反応による疾患です（p.67）。
c（○）　「せっしょく皮膚炎」です。
d（×）　自己免疫性溶血性貧血はⅡ型過敏反応による疾患です（p.77）。
e（×）　全身性エリテマトーデスではⅡ型過敏反応とⅢ型過敏反応がおもに生じ
　　　　　ています（p.83）。
　　　　　　　　　　　　　　　　　　　　　　　　　　　　　　　【正答】c

9.2 Ⅳ型過敏反応の典型例

最も典型的なⅣ型過敏反応——結核菌に対する免疫応答

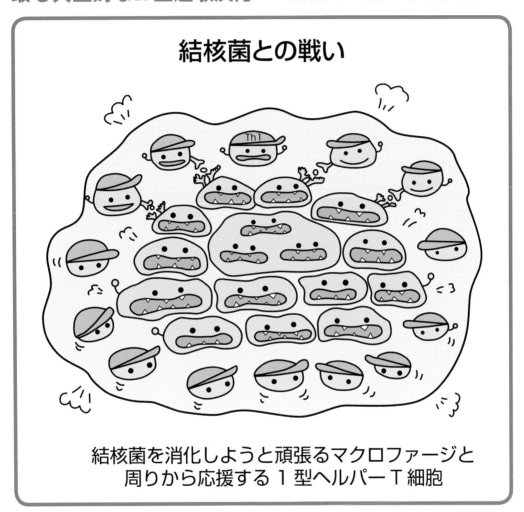

結核菌との戦い

結核菌を消化しようと頑張るマクロファージと
周りから応援する1型ヘルパーT細胞

　結核菌に対する免疫応答は典型的なⅣ型過敏反応です。結核菌はマクロファージに貪食され
ますが、マクロファージの中でしぶとく生き残ろうとします。そこで消化不良になったマクロ
ファージは1型ヘルパーT細胞に助けを求めます。1型ヘルパーT細胞に助けられたマクロ
ファージはマクロファージ同士で合体して、結核菌と戦います。このようにしてできたマクロ
ファージとヘルパーT細胞の集合体は肉芽腫と呼ばれます。

結核菌に対する免疫応答がなぜ「過敏反応」と呼ばれるのか

さて、肉芽腫をつくることで結核菌を消化できればよいのですが、消化しきれずに免疫応答が慢性化すると、周囲の肺の組織が破壊されて空洞などができます。時代劇で、結核にかかった役を演じる役者さんが血を吐くのはそのためです。

また、できた損傷を埋め合わせようと線維で組織が固められる場合があります（線維化）。それは、皮膚の傷を治そうとして過剰な線維ができることによってケロイドができる現象に似ています。このようにして肺の組織が線維化すると、肺の本来の機能である呼吸機能が障害されます。

結核菌に対する免疫応答は、本来は結核菌を封じ込めようとする応答ですが、その結果として組織が傷害されたり呼吸機能障害が起こるのです。このような肺の組織の傷害や呼吸機能障害は、結核菌自体が起こしているわけではなく、結核菌に対する免疫応答が起こしているため、「過敏反応」と呼ばれるわけです。

なお、結核菌に対する免疫応答や次にお話しする移植された臓器に対する拒絶反応は、教科書や国家試験問題では「IV型アレルギー」と記載されることが多いのですが、「アレルギー」には「本来無害なものに対する過剰な免疫応答」という意味があります。しかし結核菌は無害なものとはいえませんから、この本では「IV型アレルギー」という言葉を避けて、「IV型過敏反応」という言葉を使いました。（そうは言っても学校の試験や国家試験では「結核菌に対する免疫応答はIV型アレルギー」で正解です。）

もう1つの典型的なIV型過敏反応——急性拒絶反応

移植片に対する急性拒絶反応、すなわち細胞傷害性T細胞による非自己の細胞の傷害（p.44）もIV型過敏反応のもう1つの典型例です*。これも「過敏反応」と呼ぶときには、「本来はからだを守るべき免疫応答が過剰に働くことでからだに不利に働く」という意味が込められています。

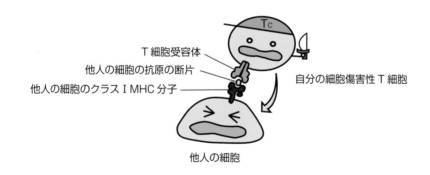

T細胞受容体
他人の細胞の抗原の断片
他人の細胞のクラスI MHC分子
自分の細胞傷害性T細胞
他人の細胞

＊移植片の拒絶反応は、移植から数分〜数時間以内に生じる超急性拒絶反応、移植から数日〜数週間以内に生じる急性拒絶反応、移植から数か月〜数年の間に生じる慢性拒絶反応があります。そして、超急性拒絶反応と急性拒絶反応の一部においては抗体も関与しますが、学習の一歩としては「拒絶反応」は「急性拒絶反応」のことを指し、細胞傷害性T細胞が主体として関与することをおさえてください。

●Ⅳ型過敏反応は（¹　　　）性免疫の過剰である

●Ⅳ型過敏反応の例として（²　　　）菌に対する免疫応答、（³　　　）反応、移植片に対する急性（⁴　　　）反応、（⁵　　　）皮膚炎がある

●結核菌に対しては、（⁶　　　）とこれを助ける（⁷　　　）が働いて、（⁸　　　）が形成される

●結核菌に対する免疫応答が遷延すると、周囲の肺の組織が破壊されたり、線維化が生じることで（⁹　　　）が生じる

●移植された組織に対する急性拒絶反応の主体となるのは（¹⁰　　　）細胞である

1. 細胞
2. 結核
3. ツベルクリン
4. 拒絶
5. 接触
6. マクロファージ
7. （1型）ヘルパーT細胞
8. 肉芽腫
9. 呼吸機能障害
10. 細胞傷害性T

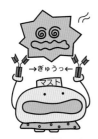

Ⅰ型過敏反応

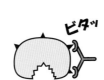

Ⅱ型過敏反応

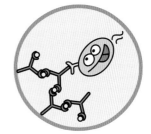

Ⅲ型過敏反応

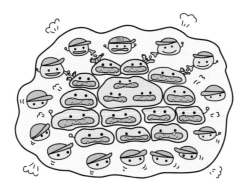

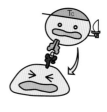

Ⅳ型過敏反応

遅延型過敏反応

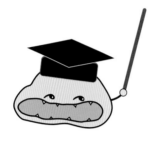

遅延型過敏反応
Delayed-type hypersensitivity reaction
IV型過敏反応の例
皮膚に注射して24〜48時間後に出る反応

≠

遅発相反応
Late-phase reaction
IgEが関与する過敏反応において
抗原曝露から数時間後に生じる反応

日本語の用語はどちらもよく似ているけれど
英語の用語でははっきりと区別されているよ

　IV型過敏反応の例として遅延型過敏反応があります。それは皮膚（皮内）に抗原を注射して24〜48時間後に現れる反応のことです。代表的な例としてツベルクリン反応があります。ツベルクリン反応は結核菌のタンパク質成分であるツベルクリンを皮膚（皮内）に注射して、48時間後に出現する皮膚の反応をみようとするものです。

　遅延型過敏反応という用語は、p.70で説明した遅発相反応という用語とよく似ていて混同されがちですが、異なる概念です。遅発相反応はIgEが関与する過敏反応において抗原曝露から数時間後に現れる反応であり、遅延型過敏反応よりは速い応答です。英単語でもはっきりと区別されています。

　なお、「遅延型過敏反応」という用語は拡大解釈されて細胞性免疫の過剰（IV型過敏反応）そのものとして使われることもありますが、元来の意味は皮内に抗原を注射して24〜48時間後に現れる反応のことです。教科書を読むときには、「遅延型過敏反応」という用語が元来の意味で使われているのか、広い意味（細胞性免疫の過剰）で使われているのかに注意するとよいでしょう。

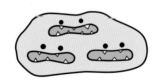

「好きになる免疫学　第2版」参照頁
☐　IV型過敏反応　p.163〜165
☐　遅延型過敏反応と遅発相反応　p.166〜167

第10話

免疫学的寛容

免疫応答が自分に対して
生じないのはなぜ？

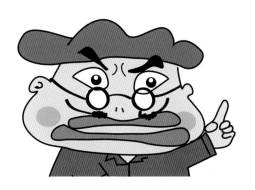

「寛容」とは程遠い表情の
彼は一体何ものか？

第7話から9話にかけて、免疫応答がある抗原に対して過剰に反応する過敏反応についてみてきました。ここでは免疫応答がある抗原に対してあえて反応しない免疫学的寛容についてお話しします。その前に、免疫（正確には適応免疫応答）が無数の種類の抗原を認識できるしくみからみていきましょう。

10.1 リンパ球が無数の抗原を認識できるのはなぜ?

リンパ球のアンテナ——抗原受容体

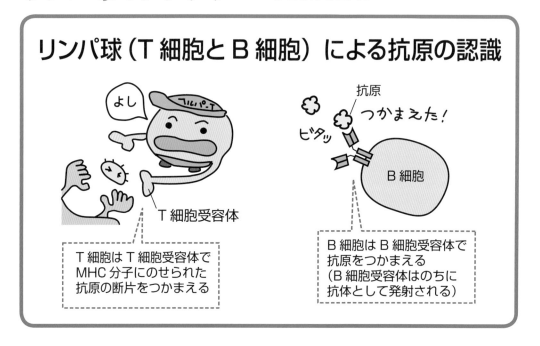

リンパ球(T細胞とB細胞)による抗原の認識

よし

抗原

つかまえた!

ビタッ

B細胞

T細胞受容体

T細胞はT細胞受容体で
MHC分子にのせられた
抗原の断片をつかまえる

B細胞はB細胞受容体で
抗原をつかまえる
(B細胞受容体はのちに
抗体として発射される)

免疫応答は、病原体をおおまかに認識する(特異性が低い)自然免疫応答と、病原体を細かく認識する(特異性が高い)適応免疫応答とに分かれます(p.10)。適応免疫応答の主役はリンパ球です。リンパ球が認識する病原体の部分は抗原と呼ばれます。リンパ球は抗原受容体で抗原を認識します。T細胞の抗原受容体を T細胞受容体と呼び、B細胞の抗原受容体を B細胞受容体と呼びます。一つ一つのT細胞は1種類のT細胞受容体をもち、一つ一つのB細胞は1種類のB細胞受容体をもちます。そして、B細胞受容体がのちに抗体として発射されます。

抗原受容体の特異性と多様性

一つ一つの抗原受容体が認識できる抗原の種類は限られています。抗原受容体と抗原との関係は、ちょうど鍵と鍵穴のような関係にあり、特異的な関係と呼ばれます。そして、抗原受容体の種類は抗原の種類だけ、つまり無数にあるといっても過言ではなく、ヒトでは1千万から億単位の種類と計算されています。このような多様性が生み出されるしくみを解明したのが利根川進博士です。

抗原受容体の多様性を生み出すしくみ

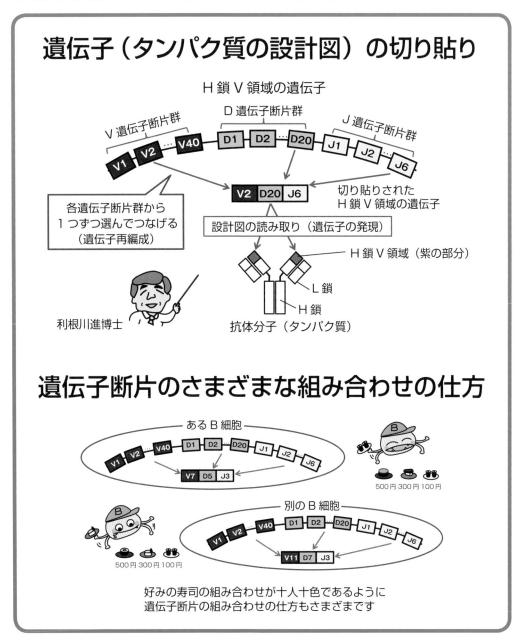

遺伝子（タンパク質の設計図）の切り貼り

H 鎖 V 領域の遺伝子

V 遺伝子断片群　　　D 遺伝子断片群　　　J 遺伝子断片群

V1 V2 … V40　D1 D2 … D20　J1 J2 … J6

各遺伝子断片群から
1 つずつ選んでつなげる
（遺伝子再編成）

V2 D20 J6　切り貼りされた
H 鎖 V 領域の遺伝子

設計図の読み取り（遺伝子の発現）

利根川進博士

H 鎖 V 領域（紫の部分）

L 鎖

H 鎖

抗体分子（タンパク質）

遺伝子断片のさまざまな組み合わせの仕方

ある B 細胞

V1 V2 … V40　D1 D2 … D20　J1 J2 … J6

V7 D5 J3

500 円 300 円 100 円

別の B 細胞

V1 V2 … V40　D1 D2 … D20　J1 J2 … J6

V11 D7 J3

500 円 300 円 100 円

好みの寿司の組み合わせが十人十色であるように
遺伝子断片の組み合わせの仕方もさまざまです

　抗原受容体はタンパク質です。タンパク質は遺伝子という設計図をもとに組み立てられます。抗原受容体の場合には、設計図である遺伝子を図のように切り貼り（再編成）することで多様性が生み出されることが利根川博士によって発見されました。それまでは1つの遺伝子は1つのタンパク質しか設計しないと考えられてきましたが、この発見によって、限られた数の遺伝子から無数ともいえる抗原受容体が作られるしくみが明らかになりました。

多様性を生み出してから除去する

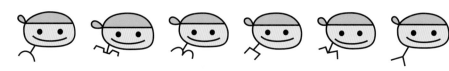

自己の成分に反応するものを除去する

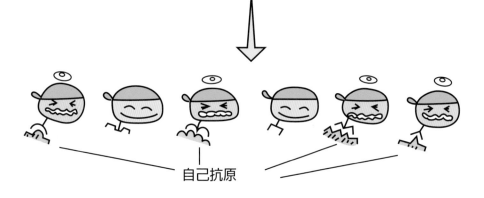

さまざまなアンテナ（T 細胞受容体）をもつ未熟 T 細胞たち

自己抗原

自己の成分（自己抗原）に反応する未熟 T 細胞は
将来自己の成分を攻撃しかねないため除去する

　設計図の切り貼り（**遺伝子の再編成**）によって多様な抗原受容体が作り出される様子をみてきました。このようにして作られた抗原受容体は、自分のからだの成分（**自己抗原**）に結合するものも含まれます。しかしながら、リンパ球が幼若なときには、自己抗原に強く結合する抗原受容体を作ったリンパ球は**除去**されてしまいます。それは B 細胞の場合も T 細胞の場合も同様ですが、激しく除去されるのは T 細胞のほうですので、その様子をもう少し詳しくみてみましょう。

胸腺学校でのテスト

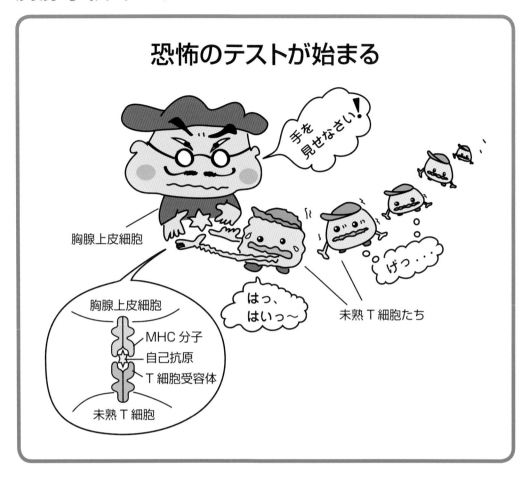

T細胞は、心臓の前にある胸腺という場所で成熟します。T細胞の"T"は胸腺（thymus）の頭文字に由来します。胸腺では、自己抗原と反応しそうな危険な未熟T細胞たちが容赦なく除去されます。胸腺は、「自己」とは何かを未熟なT細胞に教え込む学校といえます。その学校でどのような教育が行われているかをみてみましょう。

胸腺学校には、胸腺上皮細胞と呼ばれるコワ〜イ先生がいます。先生はMHC分子（p.52）に自己抗原の断片をのせておいて、生まれて間もない未熟T細胞たちにテストを強要します。つまり、自己抗原に反応するかどうかをテストします。

「自己」の成分に強く反応してしまうと…

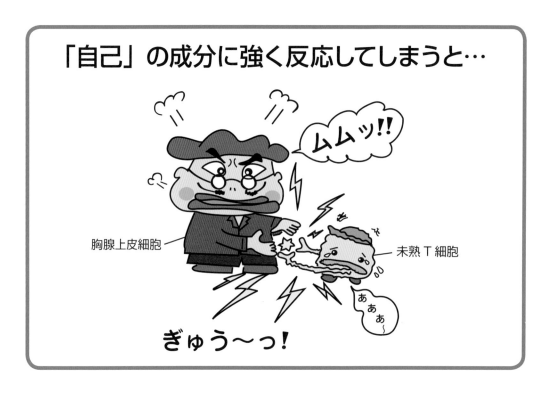

情け容赦なく除去される…

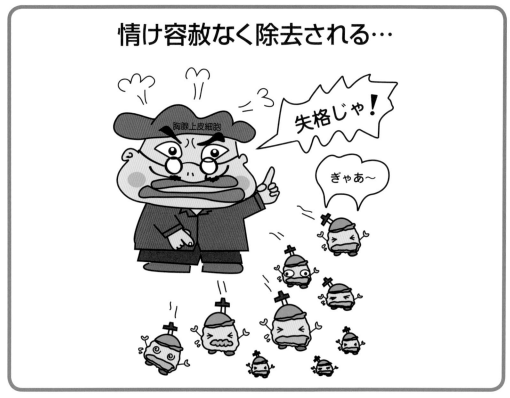

　自己抗原に強く反応してしまった未熟T細胞は、このままにしておけば将来自己を攻撃するかもしれない危険な細胞です。したがって、そのような細胞は“失格”の烙印を押されて、情け容赦なく除去されてしまいます。

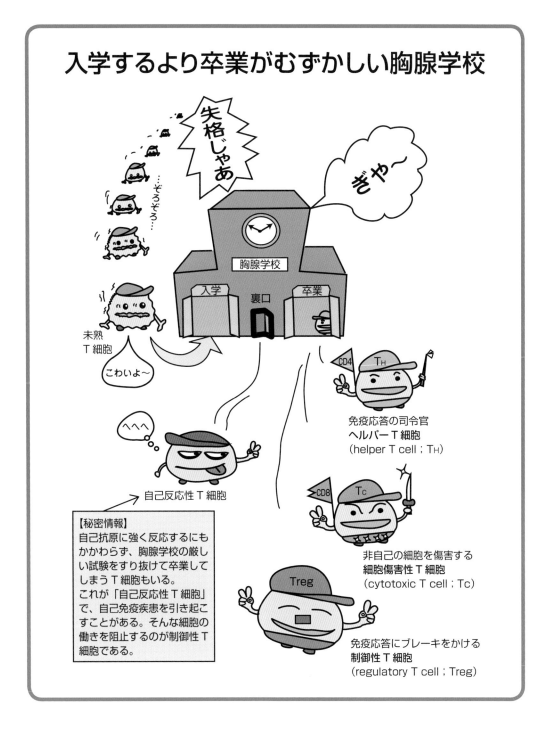

　自己抗原に強く反応した未熟T細胞だけでなく、自己抗原にまったく反応しない未熟T細胞も胸腺学校を卒業することができません。自己抗原に適度な強さで反応できるものだけが選ばれて卒業することができます。卒業できるのはたったの3％という非常に厳しい学校—それが胸腺です。

詳細解説　アポトーシスとネクローシス

	アポトーシス	ネクローシス（壊死）
概念	あらかじめ決められた筋書き（プログラム）に沿って整然と実行される細胞死	毒物や酸欠など物理的・化学的な傷害による細胞死
特徴	細胞が小さくなる（萎縮）DNA が分断される	細胞が大きくなる（膨張）
細胞の中身	少ししか漏れない	飛び散る
周囲への影響	マクロファージに食べられ、原則的には炎症を起こさない	炎症反応を起こす

　自己抗原に強く反応した細胞が胸腺上皮細胞によって除去される話をしました。このとき、胸腺上皮細胞は未熟 T 細胞に細胞死を誘導する信号を送ります。これに引き続いて生じる未熟 T 細胞の細胞死は、細胞の中にあらかじめ整然と決められた筋書き（プログラム）に沿って実行される細胞死で、プログラムされた細胞死もしくはアポトーシスと呼びます。

　アポトーシスの場合には細胞の中身が飛び散らないうちに、マクロファージによって食べられます。したがって、アポトーシスを起こした細胞は周囲に炎症反応を引き起こさないのが原則です。

　これに対して毒物や酸欠といった物理的ないし化学的な傷害による細胞死はネクローシス（壊死）と呼ばれます。ネクローシスの場合には細胞が大きく膨らみ、細胞の中身が飛び散り、そして周りに炎症反応を引き起こします。

国家試験での問われ方

アポトーシスで正しいのはどれか。　　　　　　　　　　　　　《ハイレベル》
1. 群発的に発現する。　　　　　2. 壊死のことである。
3. 炎症反応が関与する。　　　　4. プログラムされた細胞死である。
（看護師第 105 回午後問 30）

【解説】それぞれの細胞が個々に（群発的ではなく）、細胞内に定められたプログラムに沿って実行される細胞死がアポトーシスで、周囲には炎症反応を起こさないのが原則です。一方、酸欠状態になったり毒物が作用した場合には、細胞は集団として（群発的に）ネクローシス（壊死）を起こし、周囲に炎症を起こします。

【正答】4

除去されなかった自己反応性リンパ球が暴れると…

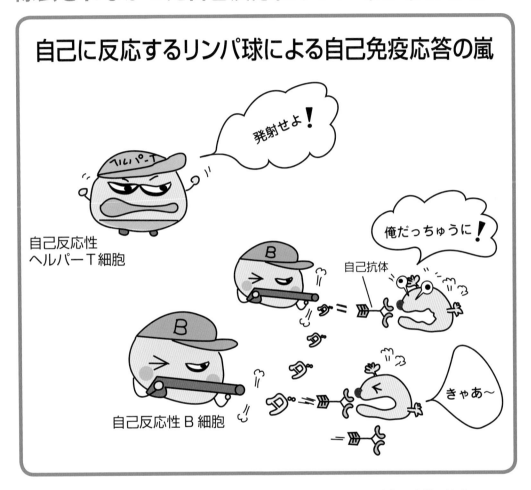

自分の成分に反応してしまうようなT細胞やB細胞の多くは、幼若な時期に除去されているはずですが、完全に除去されるわけではありません。そして、生き残った自己反応性T細胞と自己反応性B細胞とが、お互いに刺激し合うと、自分の成分に対して免疫応答が起こる自己免疫応答の嵐を生じてしまいます。

自己免疫応答の嵐を防ぐ作戦 1 ——すねさせる（アナジー）

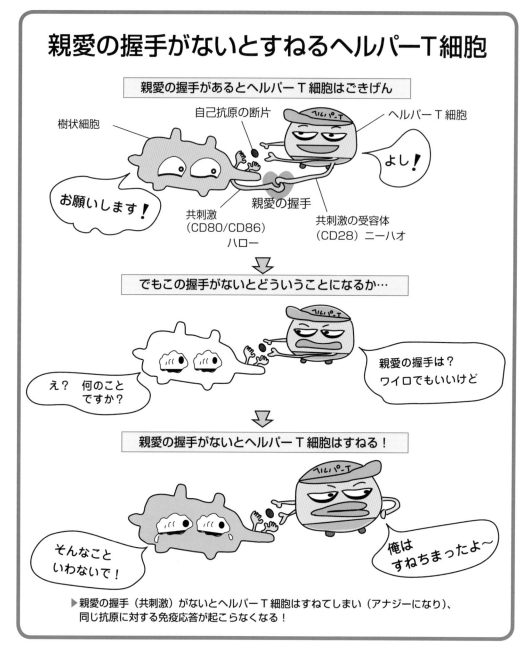

▶親愛の握手（共刺激）がないとヘルパー T 細胞はすねてしまい（アナジーになり）、同じ抗原に対する免疫応答が起こらなくなる！

　ヘルパー T 細胞にはじめて抗原の断片を提示して、ヘルパー T 細胞を活性化するのは樹状細胞であるという話をしました（p.51）。実はヘルパー T 細胞を活性化するためには、抗原提示と同時に共刺激と呼ばれるもう 1 つの刺激が必要です。それはいわば、"親愛の握手" ないし "ワイロ" のような刺激です。共刺激となる分子（共刺激分子）の代表的な例として、樹状細胞が表面にかざす CD80/86 があり、これを T 細胞は CD28 で受け止めます（記憶術：ハローにはニーハオで答える）。そして、この刺激がないとヘルパー T 細胞はすねてしまって、その抗原に対して反応しなくなってしまいます。これをアナジー（無反応）と呼びます。自己反応性ヘルパー T 細胞を暴れさせない作戦の 1 つです。

自己免疫応答の嵐を防ぐ作戦 2 ——制御する！

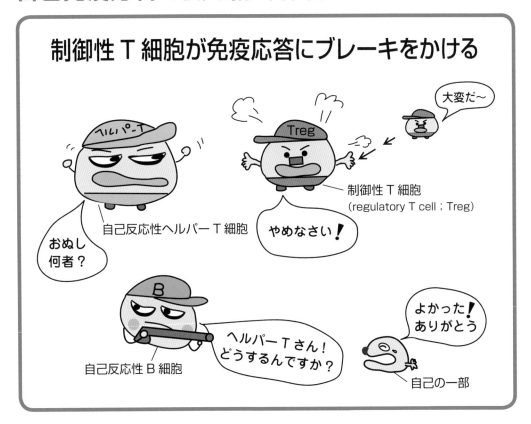

制御性 T 細胞が免疫応答にブレーキをかける

自己免疫応答の嵐を防止する作戦はほかにも複数ありますが、なかでも重要なのが制御性 T 細胞によって免疫応答にブレーキをかけてもらうことです。ヘルパー T 細胞にも複数の種類があったように（p.62）、制御性 T 細胞にも複数の種類がありますが、ある種の制御性 T 細胞は、インターロイキン-10 や TGF-β と呼ばれるサイトカインを出して、興奮した自己反応性 T 細胞の働きを抑えつけます。

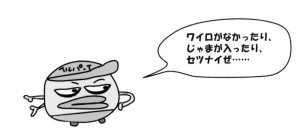

自己に対する免疫学的寛容（自己寛容）のまとめ

自己が維持されるしくみ（自己寛容）

- 自己反応性リンパ球を
幼若な段階で除去する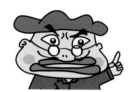

- 自己反応性ヘルパーT細胞を
無反応にする（アナジー）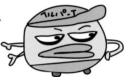

- 自己反応性リンパ球の
働きを制御する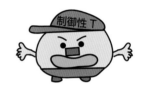

　第10話では、自己抗原に対して免疫応答が起こらないしくみのあらすじをみてきました。自己反応性リンパ球を幼若な段階で除去したり、自己反応性ヘルパーT細胞を無反応にしたり、制御性T細胞によって制御するなど、二重三重のしくみによって自己というものが維持されています。ある抗原に対して免疫応答があえて生じないことを免疫学的寛容と呼び、特に自己抗原に対して免疫応答を生じないことを自己寛容と呼びますが、上にあるキャラクターたちの表情は「寛容」とは程遠い表情をしています。

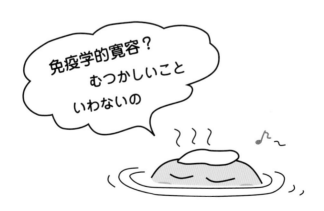

- リンパ球は（¹　　　）で抗原を認識する
- 1つ1つの（¹　　　）が認識できる抗原の種類は限られており、抗原の種類だけ無数の種類の（¹　　　）があるといえる
- そのような多様性は、（¹　　　）の設計図である遺伝子を（²　　　）することによって生み出される
- しかし、無数に作られた（¹　　　）のなかには自己の成分すなわち（³　　　）に反応するものもある
- （³　　　）に反応する（¹　　　）を作った未熟リンパ球は、幼若な段階で（⁴　　　）される
- 特にそのような未熟T細胞は、（⁵　　　）で激しく（⁴　　　）される
- （³　　　）に対して免疫応答が起こらないほかのしくみとして、自己反応性ヘルパーT細胞を（⁶　　　）にすることや、（⁷　　　）T細胞で免疫応答にブレーキをかけることがある

1.	抗原受容体
2.	再編成
3.	自己抗原
4.	除去
5.	胸腺
6.	無反応
7.	制御性

国家試験での問われ方

免疫寛容で正しいのはどれか。　　　　　　　　　　　　　　《ハイレベル》

a　自己抗原に対して応答しない。　　　　b　ヘルパーT細胞が少ない。

c　血清中のγ-グロブリン量が少ない。　　d　好中球の機能が低い。

e　好中球が少ない。

(歯科医師第96回A45)

【解説】

a（○）　リンパ球が自己抗原に対して応答しないこと、すなわち自己寛容が免疫学的寛容（問題文では免疫寛容）の代表例です。免疫学的寛容が支えるもう1つの大切な生命現象は、母親にとっては非自己である胎児を妊娠することです。

b（×）　自己抗原に強く反応しうるヘルパーT細胞やまったく反応しないヘルパーT細胞は、幼若な段階で胸腺において除去されますが、ヘルパーT細胞の全体量が減るわけではありません。ヘルパーT細胞の全体量が少なくなると免疫不全（より正確にいえば生体防御機能の低下）をきたします。その代表的な例が後天性免疫不全症候群（エイズ）です（p.4）。

c（×）、d（×）、e（×）　γ-グロブリンは、免疫グロブリン（抗体）を含む血清タンパク質です。すなわちγ-グロブリンの量が少ないということは、抗体の量が少ないことを意味します。免疫グロブリンの総量が少ない場合や、好中球数や機能が低下した場合においても免疫不全（生体防御機能の低下）となります。

　免疫不全（生体防御機能の低下）はさまざまな病原体に感染しやすくなる"消極的"な状態といえます。これに対して免疫学的寛容とはある特定の抗原に対して免疫があえて応答しない現象であり、「自己の維持」や「妊娠の維持」という"積極的"な生命現象を支えています。

【正答】a

一次リンパ器官と二次リンパ器官

●**一次（中枢）リンパ器官**…リンパ球が成熟する場所

　　　B 細胞が成熟する骨髄（Bone marrow）

　　　T 細胞が成熟する胸腺（Thymus）

●**二次（末梢）リンパ器官**…リンパ球が抗原と出会い活性化する場所

　　　リンパ節　脾臓　粘膜関連リンパ組織（扁桃など）

国家試験での問われ方

一次リンパ組織はどれか。2つ選べ。 　　　　　　　　　　《標準レベル》

(1) 脾臓　　　　(2) 骨髄　　　　(3) 胸腺　　　　(4) 扁桃　　　　(5) リンパ節

　　　　　　　　　　　　　　　　（医師第 99 回 D54、類題：歯科医師第 101 回 A17）

【解説】 一次リンパ器官（問題文では一次リンパ組織）もしくは中枢リンパ器官とはリンパ球が分化・成熟する場所です。すなわち、B 細胞が成熟する骨髄（Bone marrow）と T 細胞が成熟する胸腺（Thymus）とが一次リンパ器官です。

　一方リンパ球が抗原と出会い、活性化する場所が二次リンパ器官もしくは末梢リンパ器官です。二次リンパ器官にはリンパ節（p.51）のほかに、脾臓や粘膜関連リンパ組織があります。粘膜関連リンパ組織の代表例が扁桃です。

　なお、組織と器官について補足しますと、細胞が秩序を保って集まったのが組織（tissue）で、組織が秩序をもって集まったのが器官（organ）です。

【正答】（2）と（3）

「好きになる免疫学　第 2 版」参照頁

□　抗原受容体　p.40
□　抗原受容体の多様性を生み出す仕組み　p.70 〜 73
□　遺伝子に関する基礎知識　p.74 〜 78
□　胸腺学校でのテスト　p.95 〜 99
□　アポトーシス　p.100 〜 101
□　自己免疫応答の嵐　p.104 〜 105
□　アナジー　p.106 〜 107
□　制御性 T 細胞　p.112
□　一次リンパ器官　二次リンパ器官　p.115
□　自己寛容以外の免疫学的寛容　p.116 〜 119

第11話 関節リウマチ

免疫学の応用編として

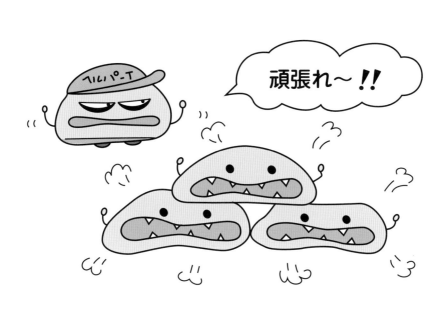

第10話では自己抗原に対する免疫学的寛容について学びました。第11話では自己抗原に対して寛容でなくなった関節リウマチを取り上げます。自己抗原に対して寛容でなくなったことによる疾患を自己免疫疾患と呼びますが、数ある自己免疫疾患のなかでも関節リウマチを取り上げるのは、患者さんの人数が多いからだけではありません。関節リウマチは、免疫学の知識の治療への応用が最も進んだ疾患でもあるからです。これから「免疫学の応用編」としての関節リウマチの話をしたいと思います。

11.1 膠原病とは

自己免疫疾患でありリウマチ性疾患でもある

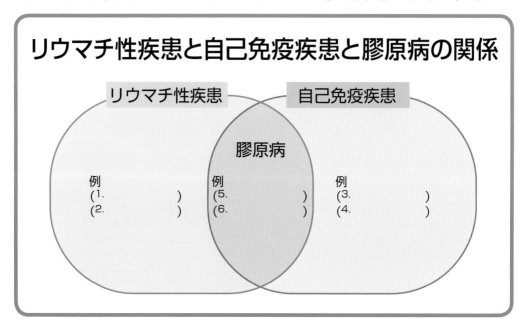

リウマチ性疾患と自己免疫疾患と膠原病の関係

まず、膠原病と自己免疫疾患とリウマチ性疾患との関係を整理しましょう。リウマチ性疾患とは関節や筋肉（いわゆる「ふしぶし」）が痛む疾患です。自己免疫疾患とは、本来であれば病原体と戦うべき免疫応答が、自分自身のからだの成分（自己抗原）に対して向けられた結果起こる疾患です。

リウマチ性疾患であって、自己免疫疾患ではない例（上の空欄1. 2. の例）としては、変形性関節症（関節の加齢による変形）や、肩関節周囲炎（いわゆる「五十肩」）があります。どちらも「ふしぶし」が痛む疾患ですが、自己免疫とは関係がありません。

一方、自己免疫疾患であって、リウマチ性疾患ではない例（上の空欄3. 4. の例）としては、橋本病（甲状腺に対する自己免疫疾患）や、自己免疫性溶血性貧血（赤血球に対する自己免疫疾患）があります。どちらも自己免疫が関係していますが、「ふしぶし」の痛みを伴うわけではありません。

リウマチ性疾患としての性質と、自己免疫疾患としての性質をあわせもつ疾患が膠原病であり、代表的な例が関節リウマチと全身性エリテマトーデス（p.83）です（上の空欄5. と6. の例）。

11.2 関節リウマチの病態とその治療

関節リウマチの関節では何が起こっているか

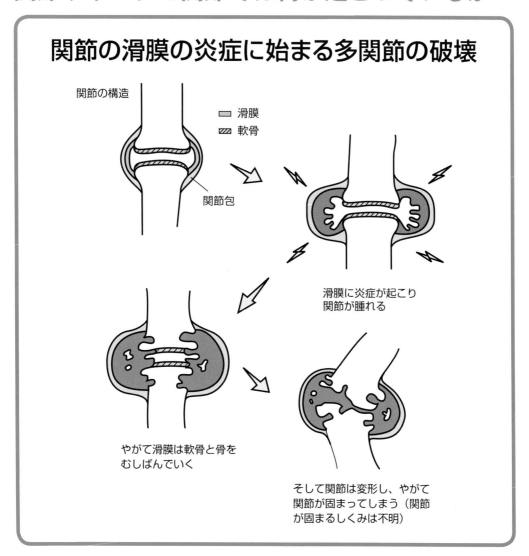

関節の滑膜の炎症に始まる多関節の破壊

関節の構造

□ 滑膜
▨ 軟骨

関節包

滑膜に炎症が起こり関節が腫れる

やがて滑膜は軟骨と骨をむしばんでいく

そして関節は変形し、やがて関節が固まってしまう（関節が固まるしくみは不明）

　関節リウマチは最も多い膠原病で、日本では人口の約 0.5 〜 0.7％と推定されています。女性に多く 40 歳代に発症年齢のピークがあります。

　関節リウマチのおもな病態は、関節の滑膜という場所で炎症が始まり、多関節が破壊されることです。これによって日常生活動作が困難となります。

　それでは関節リウマチの滑膜では何が起こっているのでしょうか。それはなんらかの自己抗原に対する自己免疫応答と、慢性炎症です。まず自己免疫応答からみていきましょう。

関節リウマチにおける自己免疫応答とその治療

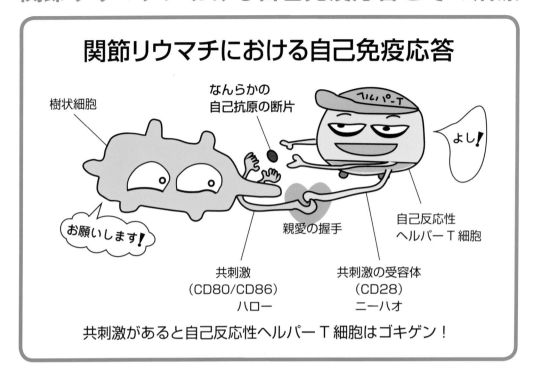

関節リウマチにおける自己免疫応答

樹状細胞

なんらかの
自己抗原の断片

よし！

お願いします！

親愛の握手

自己反応性
ヘルパーT細胞

共刺激
（CD80/CD86）
ハロー

共刺激の受容体
（CD28）
ニーハオ

共刺激があると自己反応性ヘルパーT細胞はゴキゲン！

　関節リウマチの滑膜では、なんらかの自己抗原に対する自己免疫応答が起こっています。自己抗原の詳細は現在も不明ですが、候補の1つとして、Ⅱ型コラーゲンと呼ばれる関節の軟骨に含まれるタンパク質があります。IgGの"しっぽ"に相当するFc部分（p.76）に対する自己抗体はリウマトイド因子と呼ばれ、関節リウマチで高い率で検出されることからも、関節リウマチの背景に自己免疫現象があることが示唆されています。

　また、シトルリン化と呼ばれる特殊な化学変化を受けたさまざまな自己抗原が、「修飾された自己抗原」として認識されて攻撃される機序も考えられています。

　臨床検査の現場では、リウマトイド因子と抗環状シトルリン化ペプチド抗体（抗CCP*抗体）の陽性所見が関節リウマチの診断の補助となります。

＊CCP；cyclic citrullinated peptide

国家試験での問われ方

関節リウマチの診断に有用な自己抗体はどれか。2つ選べ。　《標準レベル》
1. 抗基底膜抗体　　　　　　　　2. リウマトイド因子
3. 抗サイログロブリン抗体　　　4. 抗アセチルコリンレセプター抗体
5. 抗環状シトルリン化ペプチド（CCP）抗体

（臨床検査技師第59回午前問84）

【解説】リウマトイド因子と抗CCP抗体が関節リウマチの診断に有用ですが、これらの陽性所見だけで関節リウマチの診断に直結するわけではなく、あくまでも診断の補助として検査所見を用います。

【正答】2と5

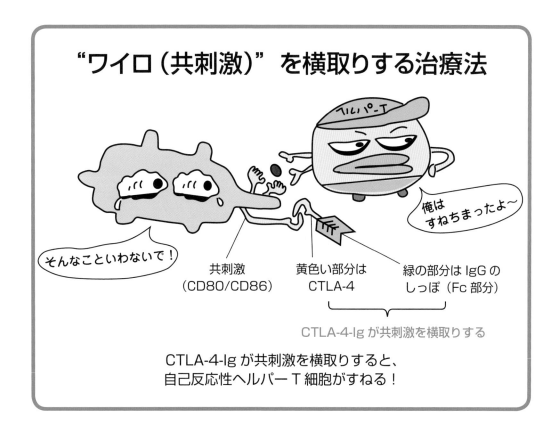

"ワイロ（共刺激）"を横取りする治療法

そんなこといわないで！

共刺激
（CD80/CD86）

黄色い部分は
CTLA-4

緑の部分は IgG の
しっぽ（Fc 部分）

俺は
すねちまったよ〜

CTLA-4-Ig が共刺激を横取りする

CTLA-4-Ig が共刺激を横取りすると、
自己反応性ヘルパー T 細胞がすねる！

　さて、自己免疫応答の嵐を防止する作戦として、自己反応性ヘルパー T 細胞に "ワイロ（共刺激）" を与えずに無反応にすることがありました（p.100）。その作戦は関節リウマチの治療でも応用されています。CTLA-4 * と呼ばれる分子は、樹状細胞から T 細胞に向かって差し出される共刺激分子の代表 CD80/86 をあたかも横取りするかのようにして結合します。この CTLA-4 を血液中で分解されにくく加工した分子（CTLA-4-Ig）を薬として使うと、自己反応性ヘルパー T 細胞への共刺激を奪い取ることができます。すると自己反応性ヘルパー T 細胞はすねて反応しなくなります。

　このような方法で関節リウマチの勢いをある程度有効に抑えることができるようになりました。「ある程度」というのは、「この治療法だけでは完璧ではない」という意味です。この治療法だけでは完璧ではないのは、関節リウマチには自己免疫疾患としての側面だけではなく、さまざまな側面があるからです。

＊CTLA-4 は "cytotoxic T lymphocyte antigen-4" を省略したものですが、フルスペルの名は実際の働きを正確に表現していません。

関節リウマチにおける慢性炎症とその治療

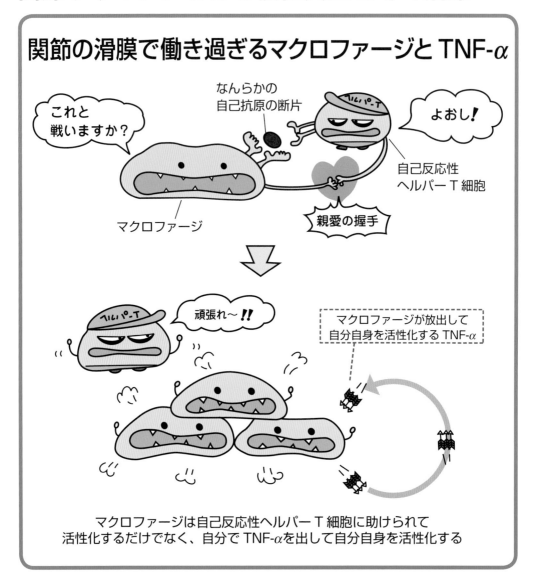

関節の滑膜で働き過ぎるマクロファージと TNF-α

これと戦いますか？

なんらかの自己抗原の断片

よおし！

自己反応性ヘルパー T 細胞

マクロファージ

親愛の握手

頑張れ〜‼

マクロファージが放出して自分自身を活性化する TNF-α

マクロファージは自己反応性ヘルパー T 細胞に助けられて活性化するだけでなく、自分で TNF-α を出して自分自身を活性化する

　関節リウマチ滑膜では自己免疫応答とともに慢性炎症が起こっています。すなわち、ひとたび自己反応性ヘルパー T 細胞によって活性化されたマクロファージは、関節の滑膜で TNF-α（tumor necrosis factor-α）やインターロイキン-1 やインターロイキン-6 などの炎症性サイトカインを放出します。なかでも TNF-α は炎症を起こすだけではありません。マクロファージから放出された TNF-α は、マクロファージ自身に働きかけてマクロファージを活性化します。つまり TNF-α によってマクロファージは自分自身を活性化するため、炎症が慢性化します。このような慢性炎症を鎮めるべく、TNF-α やインターロイキン-6 の働きを抑える治療が有効であることがわかっています。

TNF-α の遮断と結核の再燃との関係

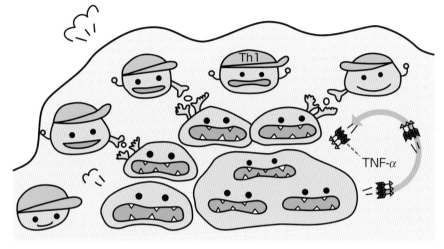

結核菌に対する免疫応答においても中心となって働くTNF-α

Th1

TNF-α

TNF-αは結核菌を封じ込める肉芽腫をつくる際においても重要です

　関節リウマチの治療において、TNF-αやインターロイキン-6 といった炎症性サイトカインの働きを遮断する方法が有効という話をしました。ただ、炎症性サイトカインは、本来であれば病原体を排除する過程で必須の分子でした（p.19）。そのような炎症性サイトカインの働きを抑え過ぎると、感染症にかかりやすくなったり、感染症が治りにくくなる可能性も出てきます。

　特にマクロファージが自分自身を活性化するのに使う TNF-α は、実は結核菌との戦いにおいても重要です。すなわちマクロファージは TNF-α の力を借りて肉芽腫（p.87）をつくり、結核菌を封じ込めようと頑張るのですが、この状態で TNF-α の作用をブロックする薬剤を使用してマクロファージの働きを抑え込むと、結核菌の勢いを増してしまうことがあります。これを結核菌の再活性化と呼びます。

国家試験での問われ方	関節リウマチの治療標的となるサイトカインはどれか。2つ選べ。《ハイレベル》 a IL-4　　b IL-5　　c IL-6　　　d TGF-β　　　e TNF-α （医師第 112 回 F42）

【解説】炎症性サイトカインとしては TNF-α、インターロイキン-1、インターロイキン-6 が代表的ですが、そのなかで TNF-α とインターロイキン-6 を遮断する治療が関節リウマチで有効です。なお、インターロイキン-1 を遮断しても関節リウマチには有効ではないことが示されており、話は単純ではありません。

【正答】c と e

11.3 関節リウマチの臨床像

　関節リウマチの病態とそれに基づく治療法について、「免疫学の応用」という観点からお話ししてきました。ここでは実際の臨床像について整理しておきたいと思います。

関節リウマチの具体的な症例

> **症例**
>
> 40歳の女性。多関節痛を主訴に来院した。5年前から両手関節と両側中手指節間関節とに疼痛と腫脹とを認めている。朝のこわばりは2時間持続する。赤沈70 mm/1時間。免疫学所見：CRP 4.0 mg/dl。抗CCP抗体陽性。
>
> （第106回医師国家試験F19より）

　発症年齢、性別、経過、症状、検査所見のすべてが関節リウマチとして典型的ですが、関節リウマチを診断するためには、ほかに感染症などの原因がないかを調べる必要があります。

【症状・身体所見】

　関節リウマチのおもな症状・身体所見は多関節の疼痛と腫脹、すなわち多関節炎です。他の特徴的な所見として、朝起きたときに関節を動かしづらい朝のこわばりがあります。

【特殊な病態】

　関節リウマチにおいては病変が関節だけにとどまらず、肺などにも病変が及ぶ場合があります。特に血管壁の炎症（血管炎）を伴う関節リウマチは、欧米ではリウマトイド血管炎、日本では悪性関節リウマチと呼ばれます。より正確に言えば、関節リウマチに血管炎や肺病変などの臓器病変を伴い、難治性もしくは重症の臨床病態をみとめる場合に、日本では悪性関節リウマチと診断されます。

【診断の補助となる検査所見】

　リウマトイド因子や抗CCP抗体（p.108）の陽性所見が診断の参考になります。しかしリウマトイド因子は健常人や他の疾患でも陽性となることがあり、抗CCP抗体も肺結核などで陽性となりうるため、検査の陽性所見はあくまでも診断のための補助として使用します。

【薬物療法】

　薬物療法の基本は、メトトレキサートに代表される抗リウマチ薬です。「膠原病の治療＝ステロイド」と線結び的な記憶は禁物です。リウマチでステロイドを使用するのは肺病変や血管炎がある場合など限定的な場面においてです。

　また、TNF-α やインターロイキン-6 を遮断する治療法（p.110）、および自己反応性T細胞の働きをCTLA-4-Igで抑制する治療法（p.109）も開発され、著しい治療効果を発揮しています。

しかし感染症などの副作用が皆無ではないため、副作用が発現しないかを慎重に監視していく必要があります。

【生活指導】

膠原病診療においては生活指導も薬物療法と同様に大切です。関節に過剰な負荷をかけないこと、炎症の急性期には関節の安静を保たせることが指導の基本です。しかし関節を長期間動かさないでいると拘縮しますので、炎症が落ち着いた段階では関節可動域運動を指導する必要があります。

> **国家試験での問われ方**
>
> 関節リウマチで正しいのはどれか。　　　　　　　　　　　　　　　　《標準レベル》
> 1. 膠原病の中で最も頻度の高い疾患である。
> 2. 夕方の関節の痛みとこわばりが特徴的である。
> 3. 関節炎が3か所以上に多発することはまれである。
> 4. 関節リウマチに癌を合併したものが悪性関節リウマチである。
> 　　　　　　　　　　　（看護師第99回午後問29、類題：看護師第100回午後問32）

【解説】
1（○）　関節リウマチは膠原病のなかで最も頻度が高い疾患です。
2（×）　朝のこわばりが症状として特徴的です。
3（×）　破壊性の多関節炎が主病態です。
4（×）　悪性関節リウマチには「悪性」という言葉がついていますが、悪性疾患とは関係がありません。関節リウマチに血管炎や肺病変などの臓器病変を伴い、難治性もしくは重症の臨床病態をみとめる場合に日本では悪性関節リウマチと診断されます。　　　　　　　　　　　　　　　　　　　　　　【正答】1

> 関節リウマチに関する記述のうち、誤っているのはどれか。1つ選べ。
> 　　　　　　　　　　　　　　　　　　　　　　　　　　　　　　《ハイレベル》
> 1. 女性に多い。　　　　2. 初期症状に、朝の手指のこわばりがある。
> 3. 関節の炎症は、対称性に起こる。　　　4. 主な関節病変は、滑膜炎である。
> 5. 腫瘍壊死因子 α（TNF-α）の産生低下により発症する。
> 　　　　　　　　　　　　　　　　　　　　　　　　　　　（薬剤師第98回問64）

【解説】1から4まではすべて正しい記載で、5が答えるべき選択肢です。関節リウマチの病態においては腫瘍壊死因子-α（TNF-α）が悪玉の1つとして働いています。　　　　　　　　　　　　　　　　　　　　　　　　　　　　　　　【正答】5

> 関節リウマチで療養している人への日常生活指導で適切なのはどれか。
> 　　　　　　　　　　　　　　　　　　　　　　　　　　　　　　《標準レベル》
> 1. 床に座って靴下を履く。　　　　2. 2階にある部屋を寝室にする。
> 3. 水道の蛇口をレバー式にする。　　　4. ボタンで着脱する衣服を選択する。
> 5. 寝具はやわらかいマットレスにする。　　　（看護師第105回午後問80）

【解説】1、2、4はいずれも関節に負担をかける動作です。5に関しても、やわらかいマットレスですと起き上がるのに負担がかかります。関節に負担がかからないようにすることが指導の基本ですので、3が正解であることがわかります。

　　　　　　　　　　　　　　　　　　　　　　　　　　　　　　　　【正答】3

まとめの演習　【第11話】関節リウマチ

●関節リウマチは最も多い膠原病であり、(^{1}　　　）性に多い

●関節リウマチの主病態は関節の（^{2}　　　）の炎症に始まる多関節の（^{3}　　　）であり、これによって（^{4}　　　）が困難になる

●関節リウマチの特殊病態として、（^{5}　　　）炎を伴う場合があり、欧米ではリウマトイド血管炎、日本では（^{6}　　　）と呼ばれる

●関節リウマチの治療の中心となる薬剤は（^{7}　　　）に代表される（^{8}　　　）である

●関節リウマチにおいて（^{9}　　　）病変などの臓器病変や（^{5}　　　）炎を伴うことがあり、その場合には重症度に応じてステロイドが使用される

●炎症性サイトカインである（^{10}　　　）や（^{11}　　　）の働きを遮断する治療法や、自己反応性T細胞を抑制する治療法が有効であるが、（^{12}　　　）の発現などの副作用に十分注意しなければならない

●生活指導の基本は関節に過剰な負荷をかけないこと、および炎症の急性期には関節の（^{13}　　　）を保たせることである

●しかし関節を長期間動かさないでいると関節が（^{14}　　　）するため、炎症が落ち着いた段階では（^{15}　　　）を指導する

1. 女
2. 滑膜
3. 破壊
4. 日常活動動作
5. 血管
6. 悪性関節リウマチ
7. メトトレキサート
8. 抗リウマチ薬
9. 肺
10. TNF-α
11. インターロイキン-6
12. 感染症
13. 安静
14. 拘縮
15. 関節可動域運動

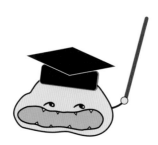

「好きになる免疫学　第2版」参照頁
☐　関節リウマチにおける自己免疫応答とその治療　p.198 〜 199
☐　関節リウマチにおける慢性炎症とその治療　p.204 〜 205

第**12**話 臨床免疫学の地図

さらに進んだ学習のために

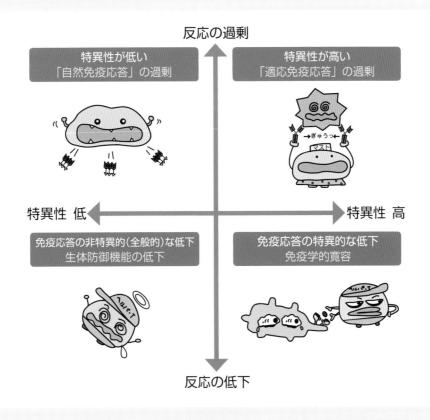

反応の過剰

特異性が低い
「自然免疫応答」の過剰

特異性が高い
「適応免疫応答」の過剰

特異性 低 ← → 特異性 高

免疫応答の非特異的（全般的）な低下
生体防御機能の低下

免疫応答の特異的な低下
免疫学的寛容

反応の低下

「免疫」の元来の意味は「疫病から免れること」、つまり病原体による感染症から身を守ることですが、免疫応答は「自己」が維持されるしくみや「妊娠」という生命現象、そしてさまざまな疾患にも深くかかわっています。さらに動脈硬化や痛風など、免疫とは一見関係のなさそうな疾患においても、自然免疫応答の過剰としての側面があることがわかってきました。このように、生命科学にも臨床医学にも深くかかわる免疫学を、少しでも見通しよく理解するための地図を紹介します。この地図がさらに進んだ学習の役に立てば幸いです。

12.1 臨床免疫学の全体像を見渡す地図

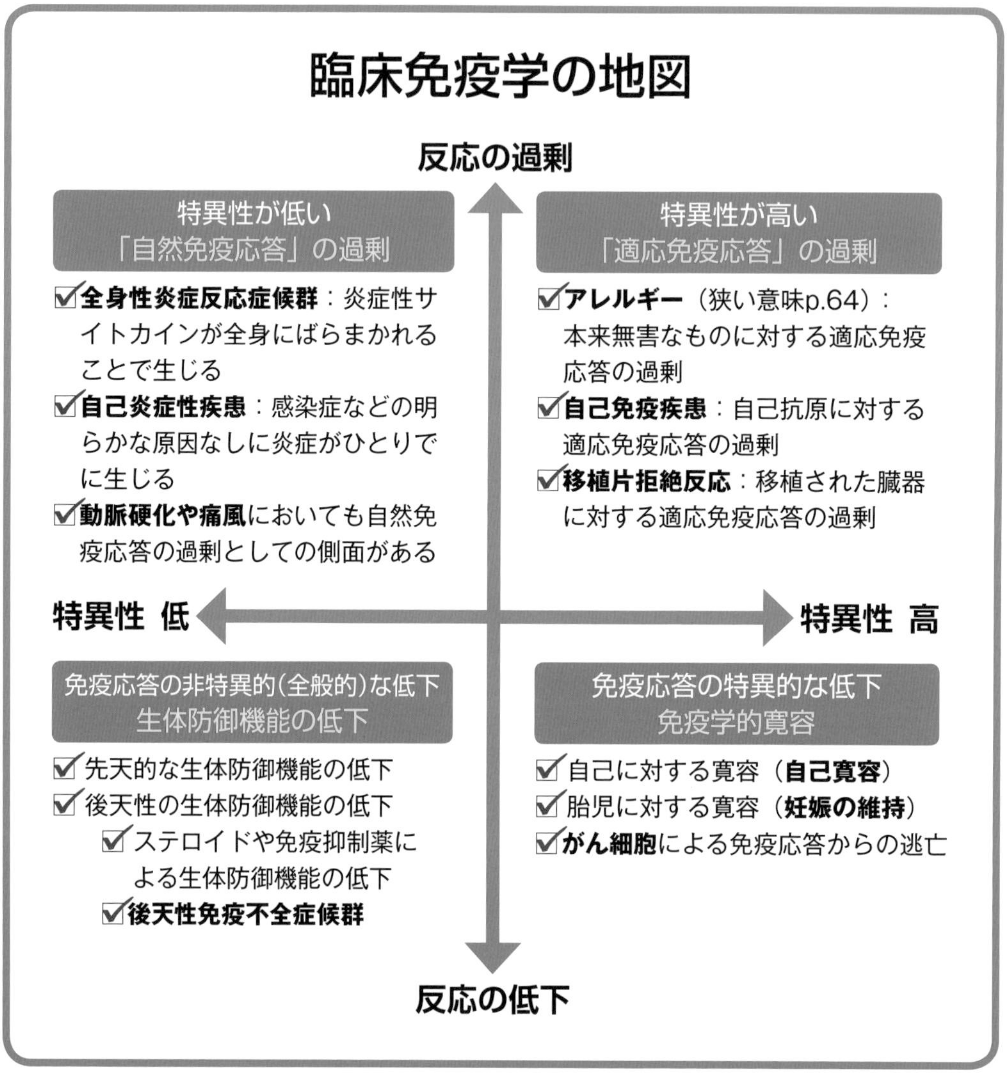

臨床免疫学の地図

反応の過剰

特異性が低い「自然免疫応答」の過剰

- ☑ **全身性炎症反応症候群**：炎症性サイトカインが全身にばらまかれることで生じる
- ☑ **自己炎症性疾患**：感染症などの明らかな原因なしに炎症がひとりでに生じる
- ☑ **動脈硬化や痛風**においても自然免疫応答の過剰としての側面がある

特異性が高い「適応免疫応答」の過剰

- ☑ **アレルギー**（狭い意味p.64）：本来無害なものに対する適応免疫応答の過剰
- ☑ **自己免疫疾患**：自己抗原に対する適応免疫応答の過剰
- ☑ **移植片拒絶反応**：移植された臓器に対する適応免疫応答の過剰

特異性 低 ←——————————→ **特異性 高**

免疫応答の非特異的(全般的)な低下 生体防御機能の低下

- ☑ 先天的な生体防御機能の低下
- ☑ 後天性の生体防御機能の低下
  - ☑ ステロイドや免疫抑制薬による生体防御機能の低下
  - ☑ **後天性免疫不全症候群**

免疫応答の特異的な低下 免疫学的寛容

- ☑ 自己に対する寛容（**自己寛容**）
- ☑ 胎児に対する寛容（**妊娠の維持**）
- ☑ **がん細胞**による免疫応答からの逃亡

反応の低下

　上の図は、さまざまな生命現象やさまざまな疾患と免疫応答とのかかわりを1枚の図にまとめたものです。図の縦軸は、免疫応答が強いか弱いかを表現する軸です。縦軸の上方向は免疫応答の過剰を意味し、縦軸の下方向は、免疫応答の低下を意味しています。そして図の横軸は、免疫応答の特異性が高いか低いかを表す軸です。p.10でもお話ししたように、ある特定のものだけに反応し、他のものには見向きもしない反応を「特異性が高い反応」と表現します。逆に、ある特定のものに限らず複数のものに反応するとき、「特異性が低い反応」と表現されます。

12.2 特異性が高い「適応免疫応答」の過剰

反応の過剰

特異性が高い
「適応免疫応答」の過剰

☑**アレルギー**（狭い意味　p.64）

☑**自己免疫疾患**（p.106）

☑**移植片拒絶反応**（p.44、88）

特異性　高

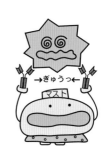

　地図の右上のコーナーからみていきましょう。このコーナーは特異性が高い免疫応答、すなわち適応免疫応答の過剰を表現しています。その例として、本来無害な抗原に対する適応免疫応答の過剰であるアレルギー（狭い意味、p.64）、自己抗原に対する適応免疫応答の過剰である自己免疫疾患（p.106）、そして移植した臓器に対する適応免疫応答の過剰である移植片拒絶反応（p.44、88）などを挙げることができます。

【Note】

「好きになる免疫学　第2版」参照頁
□　狭い意味でのアレルギー（Ⅰ型過敏反応）　p.147〜160
□　Ⅱ〜Ⅳ型過敏反応　p.161〜165
□　自己免疫疾患　p.191〜210

12.3 特異性が低い「自然免疫応答」の過剰

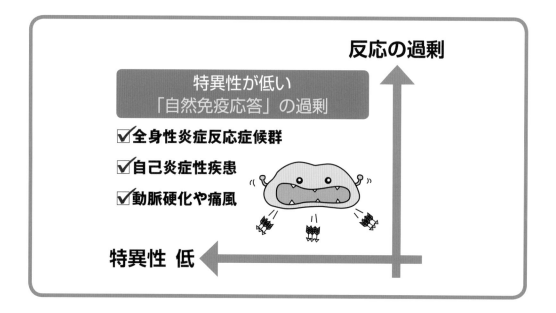

地図の左上のコーナーは、特異性が低い自然免疫応答の過剰を表しています。

たとえば炎症性サイトカイン（p.19）の過剰作用によって生じる慢性炎症性疾患をここに位置づけることができます。

自然免疫応答の過剰のなかでも重症なのが全身性炎症反応症候群です。それは、重篤な感染症や外傷などをきっかけとして、炎症性サイトカインが全身にばらまかれることで生じます。炎症性サイトカインが血管を拡張させる様子を p.20 でみましたが、このような作用が全身の血管で起こると全身の血圧が低下してショック（急性循環不全）になります。

また、病原体による感染などの明らかな外的な原因がないのに自動的（automatic）に過剰な炎症が生じるのが自己炎症性疾患（autoinflammatory disease）です。それは自己免疫疾患（p.106）と紛らわしい用語ですが、自己（self）とは関係ありません。

また、動脈硬化や痛風は免疫とは一見関係がなさそうにみえますが、自然免疫応答の過剰が関与していることがわかってきました。

「好きになる免疫学　第2版」参照頁
☐　全身性炎症反応症候群　p.175
☐　自己炎症性疾患　p.182、188
☐　痛風と動脈硬化　p.184

12.4 免疫応答の全般的な低下
——生体防御機能の低下

特異性 低

免疫応答の非特異的（全般的）な低下
生体防御機能の低下

☑ 先天的な生体防御機能の低下

☑ 後天性（続発性）の生体防御機能の低下

　☑ ステロイドや免疫抑制薬に
　　よる生体防御機能の低下

　☑ **後天性免疫不全症候群**

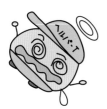

反応の低下

　地図の左下のコーナーは、免疫がいろいろなものに反応できなくなった状態、すなわち生体防御機能の低下を表しています。例として、先天的な生体防御機能の低下、ステロイドや免疫抑制薬による生体防御機能の低下、そして後天性免疫不全症候群（エイズ）を挙げることができます。

【Note】

「好きになる免疫学　第 2 版」参照頁
□　後天性免疫不全症候群　p.231 ～ 237
□　その他の免疫不全　p.238 ～ 239

12.5 免疫応答の特異的な低下
──免疫学的寛容

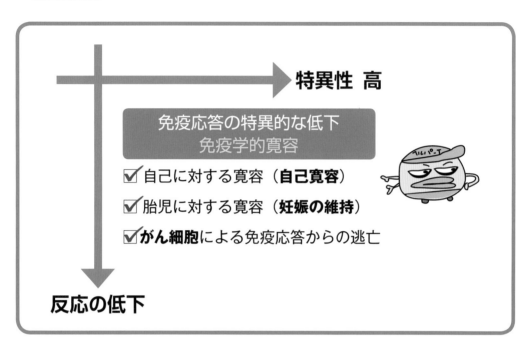

特異性　高

免疫応答の特異的な低下
免疫学的寛容

☑ 自己に対する寛容（**自己寛容**）

☑ 胎児に対する寛容（**妊娠の維持**）

☑ **がん細胞**による免疫応答からの逃亡

反応の低下

　地図の右下のコーナーは、ある特定のものに対して免疫応答が特異的に低下した状態を表現しています。これが第10話でみてきた免疫学的寛容にほかなりません。すなわち、自己抗原に対して特異的に免疫応答が低下したのが自己寛容で、胎児に対して特異的に免疫応答が低下したのが妊娠の維持機構です。

　また、がん細胞は免疫学的寛容のしくみを逆手にとって生き残ろうとする側面をもっています。そして、がん細胞に対する免疫応答を再び高めようとするのが、がんに対する免疫療法です（p.47）。

　以上の地図を私は10年間かけて作成し、さらに10年以上かけて熟成してきました。みなさんのさらに進んだ勉強に役立てていただければと思います。

「好きになる免疫学　第2版」参照頁
□　自己寛容　p.93 ～ 115
□　妊娠の維持機構　p.116 ～ 119
□　免疫学的寛容を逆手に取るがん細胞　p.224 ～ 225
□　がんに対する免疫療法　p.226 ～ 228

総まとめの演習

国家試験問題演習　　　　免疫担当細胞

血液細胞の比較

	個数（血液 1 mm³ 中）	核	働き
赤血球	400 万内外（男＞女）	なし	酸素の運搬
血小板	40 万以下（約 20 万〜40 万）	なし	止血作用
白血球	4000 以上（約 4000〜8000）	あり	生体防御反応

正しいのはどれか。　　　　　　　　　　　　　　　　　　　　　《標準レベル》

a　赤血球は有核細胞である。　　　b　マクロファージは顆粒球である。

c　好中球は抗体を産生する。　　　d　B 細胞は MHC に対する受容体をもつ。

e　肥満細胞は I 型過敏症と関連する。

（歯科医師第 96 回 A43、類題：看護師第 107 回午前問 26）

【解説】

a（×）核がない細胞のほうが細胞として例外的であり、そのような細胞として血小板と赤血球があります。

b（×）白血球は顆粒球、単球、リンパ球に分類され、顆粒球は顆粒の染まり具合によって好中球、好酸球、好塩基球に分類されます。単球が組織に移行してマクロファージになります（p.22）。

c（×）抗体を産生するのは B 細胞で、抗体を産生するようになった B 細胞は抗体産生細胞もしくは形質細胞と呼ばれます（p.5）。

d（×）MHC 分子（問題文では MHC）に対する受容体をもつのは T 細胞です。ヘルパー T 細胞はクラス II MHC 分子にのせられた抗原断片を T 細胞受容体で認識し、細胞傷害性 T 細胞はクラス I MHC 分子にのせられた抗原断片を T 細胞受容体で認識します（p.52）。B 細胞はクラス II MHC 分子に抗原断片をのせて（濾胞性）ヘルパー T 細胞に提示します（p.53）。

e（○）マスト細胞（肥満細胞）と IgE が I 型過敏反応（問題文では I 型過敏症）の主役です（p.65）。なお、問題文の「過敏症」とは「過敏反応による疾患」のことです。

【正答】e

免疫担当細胞とその機能の組合せで正しいのはどれか。　　　　　　《標準レベル》
1. 好中球 ― 抗原の提示　　　2. 肥満細胞 ― 補体の活性化
3. 形質細胞 ― 抗体の産生　　　4. ヘルパー T 細胞 ― 貪食

（看護師第 100 回午後問 26）

【解説】

1（×）好中球は貪食能が旺盛ですが、T 細胞に抗原を提示することは原則的にはありません（p.61）。

2（×）マスト細胞（肥満細胞）と IgE は I 型過敏反応の主役ですが、補体を直接活性化することはありません（p.66）。なお、活性化した補体の一部（C3a と C5a）はマスト細胞を活性化します（p.76）。

3（○）抗体を産生するようになった B 細胞が形質細胞です。

4（×）貪食能のある細胞は典型的にはマクロファージと好中球と樹状細胞ですが、2018 年に B 細胞にも貪食能があることが報告されています（p.61）。ヘルパー T 細胞には貪食能はありません。「貪食能が絶対にない」と断言することはできませんが、これまで学んできた免疫学のストーリーからみても、貪食する細胞は抗原をヘルパー T 細胞に提示するほうの細胞であり、抗原を提示されるヘルパー T 細胞に貪食能があるとは考えにくい話です。

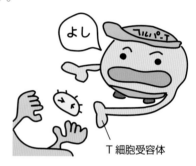

T 細胞受容体

【正答】3

細胞と免疫反応との組合せで正しいのはどれか。2 つ選べ。　　　　《標準レベル》
a　B 細胞 ― ヒスタミン分泌　　　b　T 細胞 ― 即時型アレルギー
c　好中球 ― 貪食　　　d　肥満細胞 ― 抗体産生　　　e　樹状細胞 ― 抗原提示

（歯科医師第 106 回 C77）

【解説】

a（×）ヒスタミンを分泌するのはマスト細胞（肥満細胞）です。

b（△）I 型過敏反応（問題文では即時型アレルギー、同義語の即時性過敏反応を解説した p.70 も参照してください）に直接かかわる細胞はマスト細胞（肥満細胞）です。しかし I 型過敏反応において主役を演じる IgE を B 細胞に分泌させるのは、ある種のヘルパー T 細胞（濾胞性ヘルパー T 細胞、p.62）ですから、T 細胞は I 型過敏反応に間接的には関与しています。この問題では c と e とが明らかに正解ですので、b は選択しません。

c（○）好中球は貪食能が旺盛な細胞です（p.61）。

d（×）抗体産生をするのは B 細胞、より正確には抗体産生細胞（形質細胞）です。

e（○）樹状細胞の大切な働きは T 細胞への抗原提示です（p.51）。

【正答】c と e

免疫グロブリンについて正しいのはどれか。　　　　　　　　　　《標準レベル》

a　IgA は血清濃度が最も高い。　　　　b　IgD は分泌液中に最も多い。

c　IgE は補体を活性化する。　　　　　d　IgG は胎盤を通過しない。

e　IgM は分子量が最も大きい。

（医師第 95 回 A41、類題多数：医師第 110 回 E37、医師第 100 回 G51、医師第 98 回 G44）

【解説】

a（×）血清濃度が最も高いのは IgG です（p.28）。

b（×）乳汁や腸液などの分泌液中に最も多いのは IgA です（p.28）。

c（×）IgE はマスト細胞（肥満細胞）に拾われることで作用を発揮
　　　します が補体を活性化することはありません。
　　　補体を活性化するのは IgG と IgM です（p.76）。

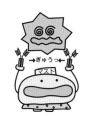

d（×）IgG は胎盤を通過します。
　　　胎盤を通過しないのは IgM です（p.29）。

e（○）IgM は分子量が最も大きい分子です（p.28）。

【正答】e

免疫応答について正しいのはどれか。　　　　　　　　　　　　《標準レベル》

1．顆粒球は抗体を産生する。　　　　2．B 細胞は胸腺で分化する。

3．補体にはオプソニン作用がある。

4．ワクチンによる抗体の誘導は受動免疫である。

（看護師第 103 回（追加試験）午後問 26）

【解説】

1（×）抗体を産生するのは B 細胞（形質細胞）です。

2（×）胸腺（Thymus）で分化するのは T 細胞です。B 細胞は骨髄（Bone marrow）で分化
　　　します（p.104）。

3（○）病原体に結合することによってマクロファージや好中球の
　　　食欲をそそる（貪食能力を高める）のがオプソニン化です
　　　（p.73、75）。このような作用（問題文ではオプソニン作用）
　　　をもつものは、IgG と補体の C3b です。

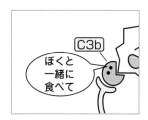

4（×）ワクチン接種は医療行為としての能動免疫（p.34）です。

【正答】3

病原体に結合しオプソニン効果を示すのはどれか。2つ選べ。　　　　　　《標準レベル》

a　IgG　　　b　補体　　　c　リゾチーム　　　d　ブラジキニン　　　e　トロンボキサン

（歯科医師第 111 回 B31）

【解説】前の頁でも解説したとおり、病原体に結合して味付け（オプソニン化）することができるもの（問題文ではオプソニン効果を示すもの）は IgG と補体の C3b です。

【正答】a と b

補体でオプソニン作用があるのはどれか。　　　　　　　　　　　　　　《標準レベル》

1.　C2b　　　　2.　C3a　　　　3.　C3b　　　　4.　C4a　　　　5.　C4b

（臨床検査技師第 58 回午前問 81、類題：臨床検査技師第 66 回午後問 82、薬剤師第 105 回問 117）

【解説】補体で病原体をオプソニン化できるもの（問題文ではオプソニン作用があるもの）はC3b です。

【正答】3

重要事項
と記憶術

【重要事項】IgG と C3b は病原体をオプソニン化する

《記憶術》　オプソニン化とは "味付け" のこと
　　　　　　IgG は味付けする　C3b は味付けの "ワサビ"

 あまりうまくないけど…

"Opsonin is what you butter the disease germs with
to make your white blood corpuscles eat them."
意訳：オプソニンとは君の白血球が病原微生物を食べることができるように
君が病原微生物にバターを塗るようなものだ
George Bernard Shaw, THE DOCTOR'S DILEMMA（1906）

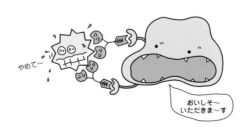

補体に関する記述のうち、正しいのはどれか。2つ選べ。　　　　　　《ハイレベル》

1. 補体は主として、感染時に抗原刺激をうけた B 細胞により産生される。
2. 補体は、その遺伝子が再構成されて、多様な抗原結合特異性を獲得する。
3. 補体成分の分解生成物の中には、血管透過性を亢進させるものがある。
4. 病原体の表面に結合した C3b は、食細胞による取り込みを促進する。
5. 補体系の活性化は、病原体表面に結合した抗体が補体成分を加水分解することにより始まる。

(薬剤師第 101 回問 119)

【解説】

1（×）感染時に抗原刺激を受けた B 細胞により産生されるのは抗体です（p.31）。

2（×）遺伝子が再編成（問題文では再構成）されて、多様な抗原結合特異性を獲得するのは B 細胞受容体（のちの抗体）と T 細胞受容体です（p.92 〜 93）。

3（○）補体が活性化されて生じる C3a と C5a は、マスト細胞（肥満細胞）に働きかけて化学伝達物質を放出させます。マスト細胞が放出した化学伝達物質は血管をゆるめ（血管拡張と透過性亢進）、アナフィラキシー（p.67）様の反応を起こすため、C3a と C5a はアナフィラトキシンと呼ばれます（p.76）。

4（○）前頁で繰り返し説明してきた C3b によるオプソニン化のことです。

5（×）詳しい知識を問う問題です。抗原に抗体が結合すると、抗体の"しっぽ"（Y の字の"縦棒"に相当する部分、Fc 部分）に補体の第 1 成分（C1）が結合することで C1 が活性化されますが、この過程は加水分解のプロセスではありません。しかし、いったん活性化した補体が次の補体を活性化していくプロセスは加水分解によります。

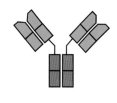

■ Fab 部分
■ Fc 部分

【正答】3 と 4

重要事項
と記憶術

【重要事項】C3a と C5a はアナフィラトキシンである

《記憶術》　C3a と C5a の"a"は
　　　　　　アナフィラトキシン（anaphylatoxin）の"a"

ちょっとくるしいな…

膜傷害複合体を構成する補体成分はどれか。 　　　　　　　　　　　　　《ハイレベル》

1. C1 　　2. C2 　　3. C3 　　4. C4 　　5. C5

（臨床検査技師第 61 回午前 80、類題：薬剤師第 105 回問 117）

【解説】膜侵襲複合体（問題文では膜傷害複合体、英語では membrane attack complex、略して MAC）は C5b、C6、C7、C8、C9 の集合体です。これらの補体成分の多くはこん棒のような形をしていて、彼らが合体して膜侵襲複合体になることで病原体などの細胞膜に穴を開けます。上の選択肢のなかでは C5 を選びますが、正確には C5b です。

【正答】5

【重要事項】C5b ～ C9 は膜侵襲複合体（membrane attack complex）を形成する

《記憶術》　膜侵襲複合体（membrane attack complex）は
　　　　　　こん棒のようにアタックする
　　　　　　　5 b～　　　　　　9

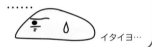

イタイヨ…

《参考：膜侵襲複合体の立体構造》

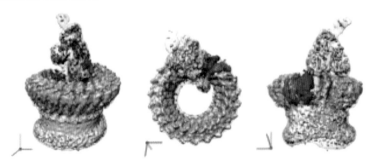

Marina Serna, Joanna L. Giles, B. Paul Morgan & Doryen Bubeck, Structural basis of complement membrane attack complex formation, Nature Communications volume 7, Article number: 10587, Figure 1: Cryo-EM reconstruction of the MAC. 2016

　上の図は 2016 年に解析された膜侵襲複合体の立体構造です。C5b は淡い茶色（tan）で、C6 は緑で、C7 は黄色で配色されています。C8 は C8α、C8β、C8γ と分かれ、C8α は紅紫色（magenta）で、C8β は濃青（dark blue）で、C8γ はオレンジ色で配色されています。そして C9 は淡青（light blue）で配色されています。C9 が集まってリングを作りますが、そのリングを支える C5b、6、7、8 の複合体は、まるでロダンの「考える人」のような不思議な形をしていて、今にも動き出しそうです。

細胞性免疫の低下で起こりやすいのはどれか。　　　　　　　　　　　　　　《ハイレベル》
1. 細菌性赤痢　　　　2. 多発性硬化症　　　　3. 食道カンジダ症　　　　4. 急性糸球体腎炎
（看護師第 96 回午後問 3）

【解説】

1（×）赤痢菌は感染力が強いため、細菌性赤痢は保育園や福祉施設における集団発生や、汚染された水や食品による散発的な集団発生が起こりえます＊。つまり、細菌性赤痢は細胞性免疫の低下で特に起こりやすいわけでなく、免疫機能が低下していなくても少量の菌で生じる疾患です。

2（×）多発性硬化症は、自己の中枢神経の成分に対して 1 型ヘルパー T 細胞（Th1 細胞）や 17 型ヘルパー T 細胞（Th17 細胞、p.48）が反応することによって生じる自己免疫疾患です。つまり細胞性免疫の過剰です。

3（○）カンジダは代表的な真菌で食道粘膜上皮などの組織に感染しますが、この病原体を攻撃するのは、粘膜上皮細胞から分泌される抗菌物質と、感染した組織に集まる好中球です。そして、これらの上皮細胞と好中球たちを指揮するのが Th17 細胞です（p.48）。細胞性免疫の低下によって Th17 細胞による応答も低下するため、食道カンジダ症が起こりやすくなります。

4（×）糸球体腎炎は IgG もしくは IgM クラスの抗体が関与するⅢ型過敏反応によります（p.82）。

＊日化療会誌：**64**、37、2016.

【正答】3

● ●

🔴 要点のまとめ　**細胞性免疫再論**（p.48 も参照してください）

● **1 型ヘルパー T 細胞**（直轄の部隊：マクロファージ）**による細胞性免疫**
　（例）結核菌に対する免疫応答
● **17 型ヘルパー T 細胞**（直轄の部隊：上皮細胞や好中球）**による細胞性免疫**
　（例）カンジダに対する免疫応答
● **細胞傷害性 T 細胞による細胞性免疫**
　（例）細胞内に感染したウイルス、移植片、がん細胞に対する免疫応答

正常の免疫機能について正しいのはどれか。2つ選べ。　　　　　　　《ハイレベル》

1. 自己寛容は脾臓で獲得される。　　　2. サイトカインは免疫応答を抑制しない。
3. B 細胞は抗体を産生する。　　　　　4. マクロファージは抗原を提示する。
5. 免疫の記憶は保持されない。

（医師第 97 回 G45）

【解説】

1（×）自己への免疫学的寛容（自己寛容）は、まず自己に反応しそうなリンパ球を幼若な段
階で除去することで獲得されます（p.94）。これを中枢性自己寛容と呼び、T 細胞の場
合は胸腺で、そして B 細胞の場合は骨髄で行われます。

　　自己寛容のもう一つの機序として、リンパ節などの二次リンパ器官で自己反応性 T
細胞を無反応にしたり、末梢の組織で制御性 T 細胞によって自己抗原に対する免疫応
答を抑制する機序があります（p.100 ～ 101）。これを末梢性自己寛容と呼びます。

　　問題では自己寛容が獲得される場所について問われています。中枢性自己寛容は自
己寛容が獲得される“主”の機序であり、末梢性自己寛容はどちらかというと“従”の
機序といえますので、T 細胞が成熟する骨髄と B 細胞が成熟する骨髄が正答となりま
す。

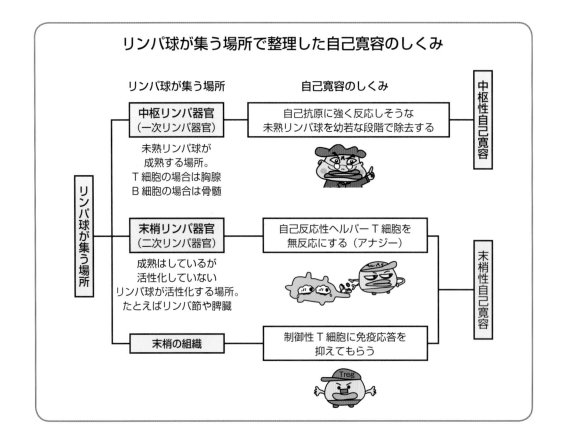

2（×）サイトカインにはさまざまな種類があり，1つのサイトカインがさまざまな機能をもち，さらに複数のサイトカインが共通の作用をもつことがあります。サイトカインのなかには免疫応答を活性化するものだけでなく，TGF-β やインターロイキン-10 のように，免疫応答を抑制するサイトカインもあります。T 細胞を活性化するインターロイキン-2 と呼ばれるサイトカインでさえ，制御性 T 細胞（p.101）を活性化することで免疫応答を抑制することもあります。

3（○）4（○）ともに正しい記載です。

5（×）免疫応答は自然免疫応答と適応免疫応答とに分類され，適応免疫応答において免疫学的記憶が保持されます（p.10、35）。

【正答】3 と 4

《ハイレベル》

リンパ球の抑制シグナルに関与し、現在、治療標的となっている分子はどれか。2 つ選べ。

a　CD8　　　b　CD28　　　c　TLR〈Toll-like receptor〉-4
d　PD〈programmed cell death〉-1
e　CTLA〈cytotoxic T lymphocyte-associated molecule〉-4

（医師第 114 回 F27）

【解説】リンパ球（特に T 細胞）の働きを抑制・検問する分子を免疫チェックポイント分子と呼びます（チェックポイント＝検問所）。その代表的な例が PD-1、PD-L1（p.46）、CTLA-4（p.109）です（PD-1 と CTLA-4 を完全に綴ると問題文に記載の通りになりますが、フルスペルの内容は、実際の働きを正確に表現していませんので注意してください）。そして、これらの分子の働きを抑える方法が、腫瘍免疫を活性化する治療法（がんに対する免疫療法）として、この問題が出題された 2020 年の時点で応用されています。

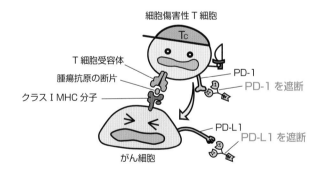

【正答】d と e

　なお、他の選択肢の CD8 は細胞傷害性 T 細胞の目印です。また、CD28 は T 細胞に対する"ワイロ（共刺激）"を受け止める受容体です（p.100）。そして、TLR4 は自然免疫応答を発動させる受容体の一つです（『好きになる免疫学　第 2 版』p.48）。

要点の まとめ　サイトカインのまとめ

● 特定の血球と相性のあるサイトカイン
　　□　赤血球の成熟を促進するサイトカイン ─ エリスロポエチン
　　□　顆粒球の成熟を促進するサイトカイン ─ 顆粒球コロニー刺激因子
　　（granulocyte-colony stimulating factor；G-CSF）
　　□　T細胞を活性化するサイトカイン ─ インターロイキン-2
　　□　好酸球を活性化するサイトカイン ─ インターロイキン-5
● 炎症性サイトカイン
　　□　TNF-α、インターロイキン-1、インターロイキン-6
● 抗ウイルス作用のあるサイトカイン
　　□　インターフェロン-α、インターフェロン-β
● 免疫抑制作用をもつサイトカイン
　　□　TGF-β、インターロイキン-10
● 代表的な作用が問われやすいサイトカイン
　　□　インターロイキン-1 ─ 発熱の誘導
　　□　インターロイキン-4 ─ IgEの誘導
　　□　インターフェロン-γ ─ マクロファージの活性化

　一般的にサイトカインの作用は1つだけではなく、また複数のサイトカインが似た作用をもっているため、あるサイトカインとその機能を一対一に対応させることは困難ですが、問われやすいサイトカインはある程度決まっていますので、それを整理しました。

特定の血球と相性のあるサイトカイン

> 血球とサイトカインの組合せで正しいのはどれか。3つ選べ。　　　　　《ハイレベル》
> a　好中球 ─ 顆粒球コロニー刺激因子〈G-CSF〉
> b　好酸球 ─ インターフェロンα
> c　Tリンパ球 ─ インターロイキン2〈IL-2〉
> d　赤血球 ─ エリスロポエチン〈EPO〉
> e　血小板 ─ インターロイキン4〈IL-4〉
>
> 　　　　　　　　　　　　　　　　　　　　　　　　　　　　（医師第105回G38）

【解説】

a（○）顆粒球コロニー刺激因子（granulocyte-colony stimulating factor；G-CSF）は好中球をはじめとする顆粒球の成熟を誘導するサイトカインです。

b（×）好酸球は寄生虫の攻撃を得意とする白血球ですが、IgEと肥満細胞が関与するI型過敏反応における後半戦（遅発相反応、p.70）においても関与します。好酸球を活性化するサイトカインとして、2型ヘルパーT細胞が出すインターロイキン-5があります。好酸球とインターフェロン-αとの関連性は、少なくとも教科書には記載されていません。

インターフェロン-α（およびインターフェロン-β）に関してまずおさえておきたいポイントは、ウイルスに感染した細胞が放出して、ウイルスの増殖を阻止（インターフェア）するサイトカインである、ということです。

c（○）インターロイキン-2（IL-2）はT細胞から出て、おもにT細胞を活性化するサイトカインです。インターロイキン-2がヘルパーT細胞や細胞傷害性T細胞を活性化すると適応免疫応答を活性化する方向に働きます。しかし同じインターロイキン-2が制御性T細胞（p.101）を活性化すると適応免疫応答を抑制する方向にも働きます。インターロイキン-2の機能を喪失させたモデル動物で過剰な適応免疫応答が生じる機序の1つはそのためと考えられます。

d（○）エリスロポエチン（erythropoietin；EPO）は赤血球の成熟を促すサイトカインです。（"erythro-" は「赤血球（erythrocyte）」に由来し、"-poietin" は「作るもの」という意味です。）

e（×）血小板の成熟を促すサイトカインはトロンボポエチン（thrombopoietin）です。血小板とインターロイキン-4との関連性は少なくとも教科書には記載されていません。

インターロイキン-4 に関してまずおさえておきたいポイントは IgE の産生を促すことであり、国家試験で繰り返し問われてきました（第103回医師国家試験E25、第106回医師国家試験B22）。

【正答】a、c、d

重要事項と記憶術

●インターロイキン-2 はT細胞を活性化する
《記憶術》インターロイキン-2 → Two → T細胞

●インターロイキン-4 は IgE を誘導する
《記憶術》IgG、IgA、IgM、IgD、IgE
→ G、A、M、D、E の中で画数が4画であるのは "E" のみ*

●インターロイキン-5 は好酸球を活性化する
《記憶術》インターロイキン-5 →ごうさんきゅう→こうさんきゅう

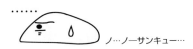
ノ…ノーサンキュー…

＊ "E" の文字を書く際に、縦棒を先に書いてから横棒を上から三本書く書き方ですと画数が4画になります。

131

炎症性サイトカイン／免疫抑制作用のあるサイトカイン

炎症性サイトカインはどれか。2つ選べ。 《ハイレベル》

a IL-2　　　　b IL-6　　　　c IL-10　　　　d TNF-α　　　　e TGF-β

（歯科医師第 101 回 A99、類題：臨床検査技師第 64 回午後問 80）

【解説】

　代表的な炎症性サイトカインは腫瘍壊死因子-α（TNF-α）、インターロイキン-1（interleukin-1、IL-1）とインターロイキン-6（IL-6）ですので、正答は b の IL-6 と d の TNF-α になります（p.20）。

　ここで出題されているインターロイキン-6 と TNF-α の作用を抑える治療法が関節リウマチの治療として有効です（p.110）。しかし、炎症性サイトカインの元祖ともいうべきインターロイキン-1 の作用を抑えても関節リウマチの治療には有効ではないことがわかっており、物事は単純ではありません。

　また、この問題の選択肢にある TGF-β とインターロイキン-10（IL-10）は、免疫応答を抑制する代表的なサイトカインです（p.101）。TGF は "transforming growth factor" の略で、悪性腫瘍の発生（transformation）を促進させる因子として発見されましたが、サイトカインにはさまざまな働きがあり、はじめに与えられた名前が必ずしも実際の働きを代表しないこともありますので注意してください。

【正答】b と d

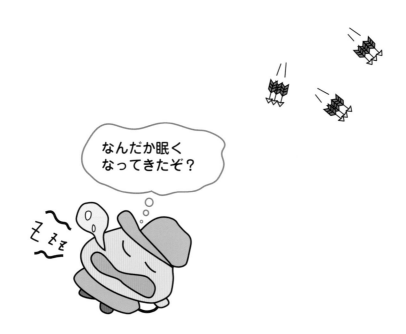

抗ウイルス作用のあるサイトカイン

抗ウイルス活性を示すサイトカインはどれか。1つ選べ。　　　　　　《標準レベル》

1. インターフェロンα（IFN-α）　　　2. インターロイキン2（IL-2）
3. エリスロポエチン（EPO）　　　　　4. 腫瘍壊死因子α（TNF-α）
5. 顆粒球コロニー刺激因子（G-CSF）

（薬剤師第99回問15、類題：臨床検査技師第61回午前問79）

【解説】抗ウイルス活性のあるサイトカインとして**インターフェロン-α**（選択肢1）と**インターフェロン-β** があります。これらのサイトカインはウイルスに感染した細胞が放出し、ウイルスの増殖を阻止（インターフェア）するために放出するサイトカインです。インターフェロン-αとインターフェロン-β は抗ウイルス薬としても使用されますが、適応に関しては日々変わりますので添付文書の更新に注意を払ってください。その他の選択肢にあるサイトカインについては前の2問で説明しました。

【正答】1

　ところで、ここで同じ「インターフェロン」といっても、インターフェロン-γ の作用はインターフェロン-α、インターフェロン-β と一味違います。インターフェロン-γ は1型ヘルパーT細胞がマクロファージを活性化する際に使われるサイトカインです。

【重要事項】インターフェロン-γ はマクロファージを活性化する

《記憶術》ガンバレ！　マクロファージ！

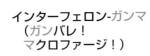

インターフェロン-ガンマ
（ガンバレ！
マクロファージ！）

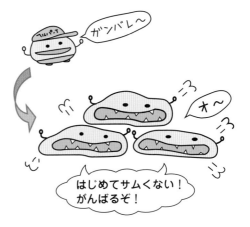

ガンバレ～

オ～

はじめてサムくない！
がんばるぞ！

　サムい記憶術の数々にこれまで辛口トークだった**マクロファージ君**ですが（**え？マクロファージ君だったの?!**）、ようやく気に入ってくれたようです。

謝辞

　全12話の免疫学の探検はいかがだったでしょうか。本書を『好きになる免疫学　第2版』と一緒に活用していただき、一人でも多くの学生の皆さんに免疫学を好きになっていただければと願っています。

　このたびも懇切丁寧な編集作業をしてくださった國友奈緒美様、そしてこの本を支えてくださったすべての方々に感謝申し上げます。

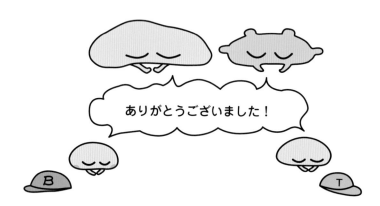

引用参考文献

Abul K. Abbas, Andrew H. H. Lichtman, Shiv Pillai, Basic Immunology: Functions and Disorders of the Immune System, 6th ed. ELSEVIER, 2019

Abul K. Abbas, Andrew H. H. Lichtman, Shiv Pillai, Cellular and Molecular Immunology, 10th ed. ELSEVIER, 2021

（邦訳：アバス-リックマン-ピレ著、分子細胞免疫学　原著第9版、エルゼビア・ジャパン、2018年）

Kenneth M. Murphy, Casey Weaver, Janeway's Immunobiology, 9th ed. GARLAND SCIENCE, 2017

Vinay Kumar, Abul Abbas, Jon Aster, Robbins Basic Pathology, 10th ed. ELSEVIER, 2017

Bruce Alberts, Alexander Johnson, Julian Lewis, David Morgan, Martin Raff, Molecular Biology of the Cell, 6th ed. GARLAND SCIENCE, 2014

（邦訳：中村桂子・松原謙一監訳、細胞の分子生物学　第6版、ニュートンプレス、2017年）

ピーター・パーラム著　エッセンシャル免疫学 第3版、メディカル・サイエンス・インターナショナル、2016年

索引

※色のついたページ番号の説明
青色：関連国家試験問題の掲載ページ
ピンク色：記憶術の掲載ページ

≪あ行≫
朝のこわばり（morning stiffness）112, 112, 113
アドレナリン（adrenaline）68, 68
アナジー（anergy）100
アナフィラキシー（anaphylaxis）67, 67
　——ショック（anaphylactic shock）67, 68
アナフィラトキシン（anaphylatoxin）76, 80, 125, 125
アポトーシス（apoptosis）98, 98
アレルギー（allergy）64
アレルギー性鼻炎（allergic rhinitis）67
アレルゲン（allergen）65, 69
移植片に対する拒絶反応（rejection of transplanted organ）44, 86, 86, 88
　急性拒絶反応（acute rejection）88
　超急性拒絶反応（hyperacute rejection）88
　慢性拒絶反応（chronic rejection）88
一次応答（primary response）35, 36
一次リンパ器官（primary lymphoid organ）104, 104
遺伝子（gene）93
　——の再編成（gene rearrangement）93, 125
インターフェロン（interferon；IFN）
　——-α と -β　56, 130, 133
　——-γ　130, 133
インターロイキン（interleukin；IL）6
　——-1（IL-1）20, 20
　——-2（IL-2）130, 130, 131
　——-4（IL-4）130, 131
　——-5（IL-5）130, 131, 131
　——-6（IL-6）20, 20, 110, 111, 132
　——-10　101, 132
　——-17　48
壊死（necrosis）→ネクローシス
炎症反応（inflammatory response）3, 19
オプソニン化（opsonization）55, 73, 123, 124

≪か≫
化学的バリアー（chemical barrier）16〜17, 48
化学伝達物質（chemical mediator）66
獲得免疫応答（acquired immune response）
　→適応免疫応答
滑膜（synovium）107, 113
過敏症（hypersensitivity disease）121, 121
過敏反応（hypersensitivity reaction）64
　Ⅰ型過敏反応　65〜70, 69, 121
　Ⅱ型過敏反応　77

Ⅲ型過敏反応　78, 79, 83
　Ⅱ型とⅢ型の違い　79
Ⅳ型過敏反応　86, 86, 86
可変領域（variable region）26〜27
顆粒球（granulocyte）2, 22, 23, 121
がん（cancer）46
関節リウマチ（rheumatoid arthritis）107
　——の病態とその治療　107〜111, 111
　——の臨床像　112〜113, 113
ガンマグロブリン（gamma globulin）34, 34, 103, 103

≪き・く・け≫
記憶B細胞（memory B cell）32, 36
気管支喘息（bronchial asthma）67
共刺激（costimulation）100, 100
共刺激分子（costimulatory molecule）100, 100, 109
胸腺（thymus）95, 104, 123
　——上皮細胞（thymic epithelial cell）95
クラススイッチ（class switching）28, 35, 36, 36
クラスⅠMHC分子（class Ⅰ major histocompatibility complex molecule）43, 45, 47
クラスⅡMHC分子（class Ⅱ major histocompatibility complex molecule）51
形質細胞（plasma cell）5, 31, 122
結核（tuberculosis）87
血小板（platelet）22, 121
血清病（serum sickness）81
ケモカイン（chemokine）21

≪こ≫
抗血清（antiserum）34, 34, 81
抗原（antigen）26, 92
抗原受容体（antigen receptor）92
抗原提示（antigen presentation）3, 61, 62
　マクロファージによる——　3, 128
　樹状細胞による——　51〜52, 122
　B細胞による——　31, 53
膠原病（collagen disease）106
好酸球（eosinophil）23, 70
抗CCP抗体（anti-citrullinated peptide antibody）108, 108
抗体（antibody）5, 26
　——の遺伝子　93
　——の機能　72〜74
　——の構造　26
　——産生細胞（antibody-producing cell）5
好中球（neutrophil）21, 23
後天性免疫不全症候群（acquired immuno-deficiency syndrome；AIDS）4, 62, 119
抗ヒスタミン薬（antihistamine）68
骨髄（bone marrow）2

≪さ行≫

サイトカイン（cytokine） 6, 20, 130, 130〜133, 131, 133
　　炎症性——（proinflammatory cytokine）
　　3, 19〜20, 20, 110, 111, 118, 130, 132
細胞傷害性 T 細胞（細胞傷害性 T リンパ球）
　（cytotoxic T cell；Tc, cytotoxic T lymphocyte；
　CTL） 42, 44, 45
　　ウイルス感染細胞を傷害する—— 42, 45
　　がん細胞を傷害する—— 46, 47
　　非自己の細胞を傷害する—— 44
細胞性免疫（cellular immunity, cell-mediated
　immunity） 12, 40, 48, 127
　　——の過剰で生じる疾患 →Ⅳ型過敏反応
　　——の低下で生じる疾患 127, 127
糸球体腎炎（glomerulonephritis） 82, 127
自己炎症性疾患（autoinflammatory disease） 118
自己寛容（self-tolerance） 102, 103, 120, 128
自己抗原（autoantigen） 83, 94, 103
自己抗体（autoantibody） 83, 99
自己免疫応答（autoimmunity, autoimmune
　response） 99
自己免疫疾患（autoimmune disease） 106, 117
自己免疫性溶血性貧血（autoimmune hemolytic
　anemia） 77
自然免疫応答（innate immune response, natural
　immune response） 10, 12
　　——の初期段階 16
ジフテリア菌（Corynebacterium diphtheriae） 81
樹状細胞（dendritic cell） 11, 50〜51, 52, 122
受動免疫（passive immunity/immunization） 34
　　医療行為としての——（passive immunization）
　　34
　　生命現象としての——（passive immunity）
　　34
腫瘍壊死因子-α（tumor necrosis factor-α）
　→ TNF-α
腫瘍抗原（tumor antigen） 46
常在細菌（indigenous bacteria） 16
上皮細胞（epithelial cell） 11
除去（deletion） 94
食道カンジダ症（esophageal candidiasis） 127, 127
食物アレルギー（food allergy） 67
滲出（extravasation） 20
蕁麻疹（urticaria） 67
制御性 T 細胞（regulatory T cell） 101
赤血球（red blood cell） 22, 121
接触皮膚炎（contact dermatitis） 69, 86, 86, 86
全身性エリテマトーデス（systemic lupus
　erythematosus；SLE） 83, 106
全身性炎症反応症候群（systemic inflammatory
　response syndrome） 118
繊毛（線毛）（cilium） 17

繊毛（線毛）上皮細胞（cilliated epithelial cell）
　18, 18
造血幹細胞（hematopoietic stem cell） 2
即時性過敏反応（immediate hypersensitivity
　reaction） 70

≪た行≫

体液性免疫（humoral immunity） 12, 25
単球（monocyte） 2, 21, 22
遅延型過敏反応（delayed-type hypersensitivity
　reaction） 90
遅発相反応（late-phase reaction） 70
中枢性自己寛容（central self-tolerance） 128
中枢リンパ器官（central lymphoid organ） →
　一次リンパ器官
中和（neutralization） 58, 72
痛風（gout） 118
ツベルクリン反応（tuberculin reaction） 86, 90
ディフェンシン（defensin） 16, 18, 48
適応免疫応答（adaptive immune response） 10,
　12
動脈硬化（arteriosclerosis） 118
特異性（specificity） 10, 27, 92, 116
貪食（phagocytosis） 3, 19, 61, 122

≪な行≫

肉芽腫（granuloma） 87
二次応答（secondary response） 35, 36
二次リンパ器官（secondary lymphoid organ） 104
ネクローシス（necrosis） 98, 98
能動免疫（active immunity/immunization） 34
　　医療行為としての——（active immunization）
　　34, 34, 123
　　生命現象としての——（active immunity） 34

≪は行≫

白血球（white blood cell） 2, 22
ヒト免疫不全ウイルス（human immunodeficiency
　virus；HIV） 4, 4
ヒスタミン（histamine） 66, 69, 122
肥満細胞（mast cell） →マスト細胞
物理的バリアー（physical barrier） 16〜17
プログラムされた細胞死（programmed cell death）
　→アポトーシス
ヘルパー T 細胞（ヘルパー T リンパ球）（helper T
　cell, helper T lymphocyte） 4, 4
　　1 型——（type 1 helper T cell；Th1 cell） 5,
　　41, 62, 87
　　2 型——（type 2 helper T cell；Th2 cell） 62
　　17 型——（type 17 helper T cell；Th17 cell）
　　48, 62, 127
　　濾胞性——（follicular helper T cell；T_{FH}） 5,
　　40, 62

補体（complement）　74

≪ま行≫
膜侵襲複合体（membrane attack complex）　75,
　　75, 126, 126, 126
マクロファージ（macrophage）　3, 19
マスト細胞（mast cell）　65, 69, 121
末梢性自己寛容（peripheral self-tolerance）　128
末梢リンパ器官（peripheral lymphoid organ）
　　→二次リンパ器官
無反応　→アナジー
免疫学的寛容（immunological tolerance）　102,
　　103, 120, 128
免疫学的記憶（immunological memory）　10, 32
免疫グロブリン（immunoglobulin；Ig）　26
免疫チェックポイント（immunological checkpoint）
　　46
　　　　——阻害療法（checkpoint blockade）　47, 129
免疫複合体（immune complex）　78, 79

≪ら行・わ行≫
リウマチ性疾患（rheumatic disease）　106
リウマトイド因子（rheumatoid factor）　108, 108
リゾチーム（lysozyme）　16, 18, 18
リンパ球（lymphocyte）　2, 22
リンパ節（lymph node）　31, 51, 128
ループス腎炎（lupus nephritis）　83, 83
ワクチン（vaccine）　33, 34, 123
ワクチン接種（vaccination）　33, 34

≪欧文≫
ABO 血液型抗原（ABO blood group antigen）　80
ABO 血液型不適合輸血による急性溶血性輸血副作
　　用（acute hemolytic transfusion reactions after
　　ABO-incompatible red blood cell transfusion）
　　77, 80
B 細胞（B cell）　2, 5, 31
　　　　——の由来　104, 123

B 細胞受容体（B cell receptor；BCR）　31, 92
C 領域（定常領域、constant region）　26
C1　74, 76, 125
C3a、C5a　76, 80, 125, 125
C3b　75, 76, 124, 124, 125
C5b−C9　75, 76, 126, 126
CD 分子（cluster of differentiation molecule）
　　CD4　4, 4
　　CD8　4, 4, 129
　　CD28　100, 100, 129
　　CD80/86　100, 100, 109
CTLA-4（cytotoxic T lymphocyte antigen-4）　109,
　　129
CTLA-4-Ig（cytotoxic T lymphocyte antigen-4-
　　immunoglobulin）　109
Fc（fragment crystallizable）　76, 109
Fc 受容体（Fc receptor）　73
FcRn（neonatal Fc receptor、新生児 Fc 受容体）
　　29
G-CSF（granulocyte-colony stimulating factor、顆
　　粒球コロニー刺激因子）　130, 130
Ig（immunoglobulin、免疫グロブリン）　26
　　IgE　63, 65, 69
　　IgM、IgG、IgA の比較　28〜29, 30, 123
MHC（major histocompatibility complex、主要組
　　織適合遺伝子複合体）　43, 52, 121
　　　　→クラス I MHC 分子　クラス II MHC 分子
PD-1（programmed cell death 1）　46, 129
PD-L1（programmed cell death ligand 1）　46, 129
T 細胞（T cell）　2
　　　　——の由来　95, 104, 123
T 細胞受容体（T cell receptor；TCR）　51, 92
TGF-β（transforming growth factor（トランスホー
　　ミング成長因子）-beta）　101, 132
TNF-α（tumor necrosis factor（腫瘍壊死因子）
　　-alpha）　20, 20, 110, 111, 113, 132
V 領域（可変領域、variable region）　26

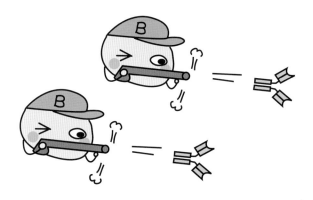

著者紹介

萩原　清文
はぎわら　きよふみ

1995 年　東京大学医学部卒業
2001 年　東京大学大学院医学系研究科内科学専攻修了
現　在　JR 東京総合病院　リウマチ・膠原病科主任医長
　　　　医学博士

NDC491　　　143p　　　26cm

好きになるシリーズ
す

好きになる免疫学　ワークブック
す　　　　めんえきがく

2020 年 7 月 20 日　第 1 刷発行
2023 年 5 月 29 日　第 2 刷発行

著　者　萩原　清文
　　　　はぎわら　きよふみ

発行者　髙橋明男

発行所　株式会社　講談社
　　　　〒112-8001　東京都文京区音羽 2-12-21
　　　　　販　売　(03) 5395-4415
　　　　　業　務　(03) 5395-3615

KODANSHA

編　集　株式会社　講談社サイエンティフィク
　　　　代表　堀越俊一
　　　　〒162-0825　東京都新宿区神楽坂 2-14　ノービィビル
　　　　　編　集　(03) 3235-3701

印刷所　株式会社双文社印刷
製本所　株式会社国宝社